T0245970

LOS PRIMEROS SOBREVIVIENTES DEL ALZHEIMER

Los primeros sobrevivientes del Alzheimer

La historia de los pacientes que recuperaron su esperanza y su vida

Doctor Dale E. Bredesen

Traducción: Laura Paz

Grijalbo *vital*

El material presente en este libro tiene fines meramente informativos y de ningún modo sustituye las recomendaciones y cuidados de su médico. Al igual que con otros regímenes de pérdida o control de peso, el programa nutricional y de ejercicio descrito en este libro debe seguirse después de consultar a un médico para asegurarse de que sea apropiado para sus circunstancias individuales. Tenga en mente que las necesidades nutricionales varían de persona a persona, dependiendo de la edad, el sexo, el estado de salud y la dieta total. La autora y la editorial no se hacen responsables de cualquier efecto adverso que ocurra como consecuencia del uso o la aplicación de la información contenida en este libro.

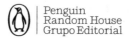

Los primeros sobrevivientes del Alzheimer
La historia de los pacientes que recuperaron su esperanza y su vida

Título original: *The First Survivors of Alzheimer's. How Patients Recovered
Life and Hope in Their Own Words*

Primera edición: agosto, 2023

D. R. © 2021, Dale E. Bredesen
Esta edición se publica mediante acuerdo con Avery, un sello de Penguin Publishing Group,
una división de Penguin Random House LLC.

D. R. © 2023, derechos de edición mundiales en lengua castellana:
Penguin Random House Grupo Editorial, S. A. de C. V.
Blvd. Miguel de Cervantes Saavedra núm. 301, 1er piso,
colonia Granada, alcaldía Miguel Hidalgo, C. P. 11520,
Ciudad de México

penguinlibros.com

D. R. © 2023, Laura Paz, por la traducción

ISBN: 978-607-383-430-8

Impreso en México – *Printed in Mexico*

*Este libro está dedicado a Deborah, Kristin, Julie,
Marcy, Sally, Edward y Frank.
Su valor, diligencia y mentalidad abierta han abierto
el camino para millones de sobrevivientes más, así
como ustedes. Gracias en nombre de todos nosotros*

Índice

Introducción

Perdido en la traducción

Si quieres ir rápido, ve solo. Si quieres ir lejos, ve acompañado.

PROVERBIO AFRICANO

Imagina que te acaban de decir que tienes Alzheimer. Dado que es una enfermedad tan común, hay una fuerte probabilidad de que le suceda a alguien que amas o a alguien que yo amo. Ahora imagina que, en lugar de escuchar que no hay esperanza, te dicen que se puede tratar de inmediato y puedes esperar que tu cognición normal vuelva. Es más, tus hijos pueden estar seguros de que ellos, sus hijos y las siguientes generaciones de tu familia pueden evitar la enfermedad de Alzheimer. Esta vuelta de suerte cambiará tu vida, reverberando a través de generaciones *ad infinitum*. Era la meta al traducir la investigación que mis colegas y yo realizamos hace más de 30 años en un programa terapéutico.

¿Recuerdas la primera vez que escuchaste cómo una enfermedad intratable finalmente se podía atender? A lo largo de la historia, los humanos hemos conquistado una enfermedad tras otra, muchas veces por medio de investigaciones bioquímicas, en ocasiones a través de anécdotas de medicina tribal y otras por mera suerte. Pero sin importar el método, el resultado con cada enfermedad derrotada se siente inicialmente milagroso: de pronto las condenas de muerte se anulan de miles o incluso millones de personas, restaurando la esperanza y el futuro para cada individuo. Tales eventos representan uno de los aspectos más satisfactorios de lo que significa ser humano, y nunca dejan de inspirarme.

Najiv era un adolescente en la década de 1940, y vivía en un pueblo de India, donde desarrolló fiebre, dolor de cabeza y cayó inconsciente. Lo llevaron en una carreta de bueyes de su pueblo a la ciudad, donde el doctor le diagnosticó meningitis bacteriana. En aquel entonces se trataba comúnmente de una enfermedad de rápida fatalidad. Sin embargo, en esta ocasión, el médico les dijo a los padres de Najiv: "Hasta hace una semana no hubiera habido nada que pudiera hacer por su hijo, pero acaba de llegar un nuevo medicamento desde Inglaterra. Se llama penicilina". Así que, en lugar de morir, Najiv se recuperó por completo, algo de interés más que pasajero para nosotros: el hijo de Najiv es uno de los investigadores biomédicos más brillantes que yo haya conocido, y su investigación puede ofrecer la mejor esperanza para un tratamiento antiviral efectivo no solo para el covid-19 de la actual pandemia, sino para las subsecuentes pandemias de coronavirus, un progreso brillante con ramificaciones vitales a nivel global.

Ya sea que se trate del desarrollo de la primera vacuna por Edward Jenner —se ha señalado que Jenner es responsable de salvar más vidas que cualquier otro humano en la historia— o del descubrimiento de la insulina por parte de Frederick Banting y Charles Best, salvando así a millones de personas con diabetes, o del desarrollo del tratamiento triple de David Ho para tratar de manera efectiva el VIH, cada uno de estos pioneros conjuró esperanza de la desesperación, y cada uno hizo ondas a través de la realidad que vivimos día con día, creando posibilidades infinitas que hasta entonces no existían y alterando el futuro del mundo irrevocablemente.

Los siete sobrevivientes de los que leerás aquí —en sus propias palabras— son pioneros también. Escucharás a Kristin —la primera persona que adoptó nuestro protocolo ("paciente cero")—, que había visto a su madre hundirse en la demencia y luego escuchó a su propio médico decir que ella iba directo hacia el mismo destino, sin esperanza de tratamiento. ¿Cómo nos sentiríamos si recibiéramos una noticia similar de nuestro doctor? También escucharás a Deborah, quien padeció mientras su amado padre y su abuela perdían la batalla ante el Alzheimer, y luego quedó horrorizada cuando desarrolló los mismos síntomas que ambos habían manifestado, preguntándose qué les esperaba a sus hijos. Y escucharás a Edward, a quien le dijeron que cerrara su negocio y pusiera todo en orden. Y a Marcy, que juntó docenas de multas porque nunca podía recordar ponerle dinero al parquímetro. Y a Sally, una maestra enfermera que dijo a sus alumnos que la medicina no podía ofrecer un tratamiento efectivo para los pacientes de Alzheimer, luego desarrolló la enfermedad ella misma y falló en un ensayo clínico. Y a Frank, que tenía planes para escribir un libro retratando su propio descenso a la demencia. Y finalmente a Julie, quien le preguntó a un experto neurólogo si nada más podía ayudarla a evitar un deterioro mayor y recibió como respuesta: "Suerte con eso". Los pensamientos, preocupaciones, emociones y finalmente triunfos que experimentaron estos sobrevivientes se describen con una profundidad de sentimiento que solo es capaz de expresar quien lo ha vivido.

Todos estos pioneros siguen andando el camino: sobrevivieron tomografías por emisión de positrones, resonancias magnéticas, antecedentes familiares y los pronósticos "terminales" de sus médicos gracias a su curiosidad personal y su iniciativa para encontrar una nueva solución, su valor para atender los precursores subyacentes del deterioro cognitivo y su determinación para atenerse a un protocolo nuevo.

Gracias a estos primeros sobrevivientes, la dirección ya es clara para los otros millones de necesitados, tanto en prevención como en la reversión del deterioro cognitivo. Estos pioneros están catalizando un cambio de paradigma en la forma como pensamos, evaluamos, prevenimos y tratamos la enfermedad de Alzheimer y las condiciones previas a él, DCL (deterioro cognitivo leve) y DCS (deterioro cognitivo subjetivo).

Pero ¿por qué tardó tanto? La enfermedad de Alzheimer se describió por primera vez en 1906, sin embargo, los primeros sobrevivientes empezaron su tratamiento hasta 2012, más de un siglo después. ¿Por qué tanto tiempo? La diferencia fundamental entre la forma como se trataba a las personas en 1906 y 2012 (y desafortunadamente la forma como se sigue tratando a la mayoría, sin éxito, hoy), y los tratamientos empleados con todos los sobrevivientes es obvia: con todos los demás métodos, los pacientes recibían una prescripción procústea de un solo medicamento, como Aricept, que no tiene nada que ver con lo que en realidad provoca el deterioro cognitivo.

En cambio, cada uno de los sobrevivientes recibió evaluaciones para los distintos factores que provocan el declive mismo, y luego se atendieron esos factores con protocolos médicos personalizados y precisos que nombramos ReCODE (que en inglés significa: revertir el código del deterioro cognitivo). Algunos tenían infecciones no diagnosticadas. Marcy, por ejemplo, como verás en su historia, tenía una infección no diagnosticada por una mordida de garrapata, una relativamente común llamada ehrlichiosis, y tratarla, junto con los otros múltiples factores que contribuyeron al deterioro, fue importante para obtener el mejor resultado. Sally, por otra parte, tuvo una exposición a micotoxinas (las toxinas producidas por algunos mohos), y eliminar su exposición fue crucial para su éxito. Todos los sobrevivientes que conocerás tuvieron distintos factores en conjunto, así que el protocolo óptimo fue diferente en cada caso.

La noción de que una enfermedad crónica compleja como el Alzheimer no se debe tratar a ciegas, sino atendiendo los precursores subyacentes, podría parecer obvia. Tratar de atender el Alzheimer a tientas es como tratar de aterrizar una cápsula espacial en la luna señalando en una dirección al azar y cruzando los dedos, pero es justo el estándar de atención en muchos centros para Alzheimer en el mundo. ¿Por qué?

La respuesta se encuentra en el proverbio africano "Si quieres ir rápido, ve solo. Si quieres ir lejos, ve acompañado". Es un consejo maravilloso en muchos casos, pero ¿qué pasa cuando sí vas acompañado y realmente llegas muy lejos... pero es en la *dirección equivocada*? Ahora, estar acompañado te ha alejado mucho más de tu meta que en un principio, y te está desviando más cada vez. Pero lo que amplifica este problema es que las personas con quienes te encuentras siguen intentando convencerse de que sí van en la dirección correcta, a pesar de toda la evidencia de lo contrario. Es más, el grupo entero ha vinculado su sustento a este desvío: con más fondos, desarrollo de medicamentos, fortunas farmacéuticas, publicaciones para añadir renombre, empresas de biotecnología, el poder de aprobar algo, las ceremonias autocongratulatorias, y mucho más. Hoy en día es virtualmente imposible modificar este curso. Lo que inició de forma idealista como ciencia y medicina se ha transformado en política... y en la política, una de las armas menos potentes es la verdad.

Hay una buena noticia en esto, una muy buena en realidad: y es que la investigación básica misma, la investigación fundacional sobre la que descansa el desarrollo de los tratamientos para el Alzheimer, es bastante sólida, reproducible y hasta elegante. Se ha aprendido mucho sobre la patología, epidemiología, microbiología y bioquímica de la enfermedad de Alzheimer, y ya se publicó en más de 100 000 artículos de biomédica. Así que las herramientas necesarias para jugar ajedrez con el demonio del Alzheimer sí están disponibles; la investigación es confiable, la información es precisa y sabemos mucho sobre la estrategia y las jugadas del demonio. Pero *traducir* todos estos datos en un tratamiento efectivo y en un protocolo de prevención es lo que ha fallado... miserablemente.

Dado que todos hemos seguido esta marcha en el fondo gadarena, ¡las recomendaciones del campo entero de tratamiento y prevención del Alzheimer son completamente retroactivas! Los expertos nos dicen que no revisemos nuestro estatus genético relativo al ApoE4, el riesgo genético más común para el Alzheimer, porque "no hay nada" que podamos hacer al respecto. Pero pregúntales a las más de 3 000 personas en la página ApoE4.Info, quienes comparten estrategias preventivas (la mayoría siguiendo una variación del protocolo ReCODE que hemos desarrollado). Los expertos nos dicen que "no hay nada capaz de prevenir, revertir ni retrasar la enfermedad de Alzheimer". No obstante, publicaciones revisadas por médicos de múltiples grupos contradicen esta afirmación.

Se nos ha dicho que las molestias cognitivas leves "probablemente no sean Alzheimer, así que no hay necesidad de preocuparse… y si es Alzheimer, no hay nada que se pueda hacer de todas maneras, entonces no hay necesidad de venir antes". Es lo opuesto de lo que deberíamos hacer; de hecho, los cambios subyacentes en nuestro cerebro empiezan 20 años antes de un diagnóstico de Alzheimer, y hay una tremenda cantidad de cosas que se pueden hacer, tanto para prevenir como para revertir, al igual que estos sobrevivientes han descubierto. Entre más pronto empieces, más fácil será alcanzar una mejora. Y si tienes molestias cognitivas que no resulten estar vinculadas con el Alzheimer, ¡lo adecuado es tratarlas con éxito, por supuesto!

A tantos nos han dicho que nuestros problemas de memoria son "una parte normal del envejecimiento nada más", que retrasamos el propio tratamiento que necesitamos y permitimos al Alzheimer tomarnos por sorpresa. Seguido, el médico dice: "Vuelve el año que viene, estás bien", año con año, hasta que finalmente un año: "Ah, es Alzheimer, no tenemos ningún tratamiento, excepto un medicamento que no funciona". No puedo señalar esto con suficiente firmeza: cuando tienes una prevención o un tratamiento adecuados, tu envejecimiento no debería estar acompañado de problemas cognitivos. La llamada pérdida de memoria relacionada con la edad significa que algo anda mal. Ahora podemos identificar los factores que la propician, lidiar con ellos de manera efectiva —entre más pronto mejor— y convertir a la demencia en una condición rara, como debería ser.

Esta idea de que la pérdida de memoria no es más que una parte normal del envejecimiento está tan extendida, que retarda nuestras evaluaciones y conlleva a malentendidos generalizados. Uno de los pacientes que vino a verme porque tenía "episodios de la edad" era un médico soberbio que resultó tener Alzheimer, documentado por una tomografía por emisión de positrones (PET, por sus siglas en inglés) de la capa amiloide, una tomografía FDG (fluorodexiglucosa, la cual mide el uso de glucosa en el cerebro) y una resonancia magnética (RM). También tenía fuertes antecedentes familiares y susceptibilidad genética con el alelo ApoE4. A pesar de toda esa documentación, le dijeron que solo presentaba ¡cambios leves en su memoria, relacionados con la edad! Pero sus pruebas mostraban que estaba destinado a acabar en un asilo si hacía intervenciones eficaces. Y ahora está muy bien, afortunadamente.

A la par que los expertos nos dicen que no hagamos análisis genéticos, que no podemos hacer nada y la pérdida de memoria es una parte normal del envejecimiento, a la mayoría le *falta* comentar el punto más importante sin duda: los hijos de quienes padecen pérdida de memoria deberían ser evaluados cuando llegan a sus cuarenta y deberían comenzar un protocolo preventivo para acabar con la pérdida de memoria en la generación actual. Pero ¿cuándo fue la última vez que tu médico te explicó esto y ofreció hacer las evaluaciones pertinentes a cada uno de tus hijos?

Todo lo relacionado con la evaluación, la prevención y el tratamiento del deterioro cognitivo está totalmente de cabeza, y no es nada más por lo que los médicos nos dicen, sino por cómo respondemos; no puedo decirte cuántas veces he escuchado a un paciente decir: "No es para tanto; mi pareja tampoco está tan bien". Hay un chiste muy viejo sobre sobre una pareja similar de personas mayores. El esposo Bob le dice a su esposa Sadie: "Me preocupa mi memoria, así que te voy a dar un pequeño ejercicio de memoria: ¿puedes ir a la cocina y preparar dos huevos fritos, tortitas de papa, tres tiras de tocino y una taza de café negro?". Sadie se ríe. "Ay, claro, qué fácil", dice, y se va a la cocina. Bob escucha el golpeteo de ollas y sartenes, y unos 15 minutos después sale Sadie, cargando orgullosamente una copa llena de helado con chocolate derretido, crema batida y nueces picadas. Bob inclina la cabeza, la mira extrañado y se queja: "¡Oye, se te olvidó la cereza!". Así pues, que tu pareja y tú presenten pérdida de memoria no es señal de que tú no necesitas una evaluación... ¡sino de que *ambos* necesitan una! Y como podrás imaginarte, las parejas que realizan juntos el protocolo suelen ayudarse mutuamente a seguirlo, facilitando mucho el proceso.

Los expertos nos dicen que "los medicamentos prometedores están en camino". Lo hemos escuchado por décadas. En 1980 nos dijeron que habría algo efectivo en 1990; en 1990 nos dijeron que debería llegar para el año 2000, y así hemos seguido. Ya han fracasado más de 400 pruebas clínicas. Como la idea compartida es que la capa amiloide acumulada en el cerebro de pacientes con Alzheimer es la causa de la enfermedad, se han gastado miles de millones de dólares desarrollando y probando anticuerpos (anticuerpos monoclonales) para eliminar el amiloide. Uno tras otro tras otro no ha podido mejorar la cognición de pacientes con Alzheimer: desde el bapineuzumab, hasta el solanezumab, el crenezumab, el gantenerumab y, más recientemente, el aducanumab.

Este último se consideró el candidato más prometedor para el Alzheimer en años, y llevó a un aumento de miles de millones de dólares del valor de las acciones en su empresa farmacéutica, Biogen. No es ninguna sorpresa, porque una medicina realmente exitosa para el Alzheimer —para la que sin duda hay una necesidad apremiante— seguro se convertirá en un fármaco de 100 000 millones de dólares. Pero ¿en qué momento los intereses económicos se volvieron tan increíblemente altos que nublaran el análisis y el pensamiento racional necesarios para dar a los pacientes las mejores soluciones? Tal vez puedas juzgar por ti mismo: después de dos estudios clínicos fallidos, la Administración de Alimentos y Medicamentos (FDA) de Estados Unidos rechazó la aprobación del aducanumab. Normalmente, esto hubiera terminado el proceso de aplicación, como ha sucedido para tantos otros candidatos. Pero el potencial de 100 000 millones de dólares es muy difícil de ignorar, así que un estadístico interno —empleado por Biogen— "reanalizó" la información. Y quién lo diría, el estadístico de Biogen encontró lo que el estadístico externo imparcial no: que se debería aprobar aducanumab después de todo. (Poco después del "reanálisis", el estadístico dejó la empresa. Él afirmó que no tuvo nada que ver con su nuevo análisis).

¿Y por qué creyó que debían aprobarlo? No porque mejorara la cognición de los pacientes; nadie está sugiriendo que el aducanumab mejore la cognición de un paciente con enfermedad de Alzheimer. No porque detenga el deterioro cognitivo; no lo hizo. En cambio, el argumento fue que podría desacelerar ligeramente el deterioro de la cognición. En un estudio, no mostró tener tal efecto, mientras que en otro estudio sí mostró una desaceleración del deterioro, pero con una dosis, no con otra. Así que no tuvo ningún o casi ningún efecto. Sin embargo, fue suficiente para que Biogen presionara —eh, quise decir pidiera— a la FDA para que reconsiderara su aprobación.

La FDA accedió a la petición de Biogen de reconsiderarlo, pero antes de que su equipo de analistas externos se reuniera, la FDA sacó una declaración enviando "señales de humo", donde sugería que aprobarían el fármaco. Decía: "Hay evidencia sustancial de efectividad para apoyar su aprobación". Como podrás imaginar, las acciones de Biogen se dispararon, ¡añadiendo casi 20 000 millones de dólares al valor de la compañía! Sin embargo, solo dos días después —apenas tiempo suficiente para que la champaña perdiera sus burbujas—, un panel de expertos no afiliados a Biogen criticó severamente a la FDA por ese comunicado implicando una próxima aprobación y votaron abrumadoramente recomendar a la FDA que negara la aprobación del medicamento. Esto provocó que las acciones de Biogen se desplomaran 31%, restando 19 000 millones de dólares al valor de la compañía. Después de provocar una pérdida económica tan grande —que ya había sucedido antes, después de los resultados previos para el mismo fármaco—, el aducanumab amenaza con convertirse en el Bernie Madoff de los medicamentos para Alzheimer.

Si crees que huele mal que la FDA emitiera un comunicado insinuando una aprobación antes de que se reuniera el panel de analistas expertos, aprieta tu nariz porque se pone peor. En una jugada inusual, la FDA, que suele enviar dos revisiones distintas para cada fármaco candidato —uno por la FDA misma (con intención de ser imparcial, por supuesto) y otro por la empresa (que comprensiblemente se inclina hacia la aprobación)—, ¡incluyó los dos reportes en uno mismo! Este comportamiento hizo que hasta los vendedores de autos usados se carcajearan y negaran con la cabeza.

Pero he aquí el remate: a pesar de las fuertes recomendaciones en contra por parte de los expertos, la prueba fallida y el rechazo previo, la FDA *todavía* pudo aprobar el aducanumab (sí, lo leíste bien), ignorando las vehementes críticas del panel de expertos. De hecho, algunas fundaciones han sugerido que se acepte a pesar de la falta de eficacia demostrada, que es como decir: "Está bien, yo sé que el paracaídas no funciona, pero me lo quiero poner para saltar de todas formas. Y voy a pagar 100 000 millones de dólares por él".

Irónicamente, estos anticuerpos diseñados para reducir la placa amiloide pueden resultar de valor en el tratamiento del Alzheimer... cuando se usan de una manera totalmente distinta. En lugar de tratar de eliminar el amiloide sin suprimir las múltiples agresiones causantes de que tu cerebro lo produzca —infecciones crónicas, prediabetes, daño vascular, toxinas, etcétera—, si se emplean los anticuerpos para retirar el amiloide *después* de que se hayan suprimido las agresiones y el metabolismo esté optimizado, entonces tendría sentido.

Así pues, como puedes ver, la traducción de las investigaciones sobre Alzheimer en un tratamiento y una prevención efectivos ha fallado y, por ende, las recomendaciones para quienes están en riesgo o exhiben síntomas casi no tienen sentido. El futuro involucra un método fundamentalmente distinto, dirigido a la determinación de todos los factores que propician el deterioro cognitivo y más adelante a atacarlos con un programa médico preciso y personalizado. Es el criterio que dio como resultado los primeros cinco sobrevivientes, cifra que ahora se encuentra en las centenas. Yo no sugerí este nuevo método ni rechacé las enseñanzas clásicas sobre Alzheimer a la ligera, sino que después de 30 años de investigación me di cuenta de que no tenían sentido.

Una lección de Disneylandia

En mi primer año de universidad quedé fascinado con el cerebro y, después de estudiar su anatomía, fisiología y química, quería comprender cómo era que enfermedades como Alzheimer, Parkinson y Huntington afectaban el funcionamiento normal del cerebro. Cuando el cerebro se ve afectado por diversas enfermedades, aparecen síntomas sorprendentes que revelan los procesos internos de nuestro sistema neural: algunas personas pierden por completo la capacidad de quedarse dormidas, una enfermedad llamada insomnio familiar fatal; otros mueven las extremidades mientras duermen, varias veces lesionando a sus parejas, en una condición que se conoce como trastorno de conducta del sueño REM, y otros más están convencidos de que sus parejas han sido reemplazadas por un impostor, en una condición llamada síndrome de Capgras.

Sin embargo, la escuela de medicina volvió muy evidente la triste realidad de lo que es trabajar con pacientes con enfermedades del cerebro. El término *sanador* se debía tomar con mucha libertad en neurología, ya que era más sobre diagnósticos que tratamientos. Las rotaciones de la escuela de medicina en obstetricia nos daban madres felices y bebés milagrosos; la cirugía torácica nos daba corazones sanos, y hasta la oncología presentaba sobrevivientes de cáncer. Noventa y nueve por ciento de ser neurólogo no se trataba de mejorar a las personas, sino de diagnosticar qué era eso con lo que *no* podías ayudarlas, desde Alzheimer, hasta Lou Gehrig y demencia frontotemporal, entre muchas otras enfermedades. Observábamos impotentes cómo las intricadas redes neurales que conferían humanidad a cada paciente se descomponían frente a nuestros ojos. Quedó claro que el área de mayor fracaso en el tratamiento médico era el de estas enfermedades neurodegenerativas. Yo esperaba que aprender más sobre ellas como residente de neurología y más adelante como neurocientífico iluminara un poco los motivos.

Paradójicamente, los expertos en neurología me enseñaron experiencia en el fracaso; colorear adentro de la línea cuando nada en el interior de ella había funcionado nunca quizá no era la mejor estrategia. Los expertos simplemente repetían la frase: "No hay nada que pueda prevenir, revertir ni retrasar la enfermedad de Alzheimer". Se consideraba un principio fundamental que no debía cuestionarse. Como dijo el filósofo griego Epicteto: "Es imposible empezar a aprender algo que uno ya cree saber". Por tanto, nos enfocamos en el diagnóstico, en la neuroanatomía y la neurofisiología, en la neuroquímica y la neurogenética, en todo excepto un abordaje terapéutico novedoso. Con los años me di por vencido respecto a la idea de curar y me enfoqué en ser un neurólogo.

Después de todos mis años de entrenamiento, me habían inculcado tanto el conocimiento de que las enfermedades neurodegenerativas eran terminales, imposibles de tratar, que me convertí en un experto en el fracaso. Como señaló Walt Disney, hay dos tipos de personas: las que dicen "sí, siempre y cuando" y las que dicen "no, porque". Las personas de "no, porque" siempre pueden darte una larga lista de razones por las que una idea nueva va a fracasar, mientras que las personas de "sí, siempre y cuando" señalarán cómo, si tomas en cuenta consideraciones específicas, tu idea podría tener una oportunidad de éxito. Así nació Disneylandia, y de la misma manera llegamos a la Luna, nació el internet y se dio virtualmente cualquier otro avance notable.

Me di cuenta de que me había convertido en una persona que insistía en "no, porque", un experto armado con una perfecta miríada de detalles académicos sofisticados, tan técnicos que eran abstrusos, para explicar por qué no podíamos hacer nada por quienes padecían Alzheimer. Me había convertido en un ministro ordenado de la Iglesia de la Desesperanza. Le expliqué a cada familia en duelo que el Emperador del Alzheimer estaba vestido con el Manto de la Imposibilidad, y aunque tal vez no fueran capaces de verlo, yo como experto podía asegurarles que estaba ahí realmente. Se quedaría corto decir que esta labor no inspiraba a nadie.

Por ello decidí abandonar la desesperanza de las clínicas de neurodegeneración —de hecho, no vi a un solo paciente durante 20 años— y establecer un laboratorio para estudiar los mecanismos bioquímicos fundamentales que promueven la muerte de células cerebrales y sus conexiones sinápticas. ¿Qué sale mal? ¿Cómo empieza? ¿Por qué es tan común? La idea era regresar a la clínica si mi grupo de laboratorio y yo lográbamos encontrar algo prometedor.

Es así que la buena noticia y la mala noticia son la misma: debido a los más de 100 000 artículos publicados sobre enfermedad de Alzheimer, virtualmente cualquier nueva teoría se puede rechazar muy rápido, en función de lo que ya se ha publicado. De hecho, es casi imposible proponer una teoría que satisfaga todos los numerosos hallazgos ya publicados. ¿Quizá el Alzheimer en verdad es una enfermedad imposible de tratar exitosamente?

Yo consideré el futuro: en algún punto, quizá 50 o 100 años más adelante, algún grupo va a crear un modelo preciso de la enfermedad de Alzheimer que pueda explicar los múltiples hallazgos disímiles en estudios epidemiológicos, genéticos y patológicos, y sobre todo prediga un tratamiento efectivo, además de explicar los numerosos tratamientos fallidos. ¿Qué podría pensar ese grupo que no hayamos pensado nosotros? ¿Qué molde podría romper ese grupo que no hayamos roto ya?

Todas las teorías anteriores explicaron pequeñas partes del panorama general —algunas explicaron trocitos de genética, unas piezas de patología, otras de epidemiología, por ejemplo—, pero ninguna fue compatible con todos los hallazgos. Y lo más importante, ninguna llevó jamás hacia un tratamiento eficaz.

Reflexionamos sobre lo que una teoría exitosa tendría que explicar:

- ¿Por qué parece que los múltiples factores de riesgo no están conectados, desde la reducción de la vitamina D y del estrógeno, hasta las infecciones crónicas, la homocisteína elevada, las cardiopatías, la apnea del sueño, la inflamación sistémica y la exposición al mercurio, entre otras?
- ¿Por qué algunas personas acumulan grandes cantidades del amiloide asociado con el Alzheimer y, sin embargo, no tienen deterioro cognitivo, mientras que otras sufren ese declive cognitivo con poco o nada de amiloide?
- ¿Cómo es que el ApoE4 —un factor de riesgo que tienen 75 millones de personas en Estados Unidos nada más— crea tal peligro de padecer Alzheimer?
- ¿Por qué el riesgo de tener Alzheimer aumenta dramáticamente con la edad?
- ¿Por qué el Alzheimer inicia donde inicia en el cerebro, muchas veces en un área específica del lóbulo temporal, y se extiende como lo hace?
- ¿Por qué el Alzheimer se asocia con regiones plásticas del cerebro, regiones vinculadas con el aprendizaje y la memoria?
- ¿Por qué ha fallado el tratamiento farmacológico del Alzheimer?
- Y la prioridad principal, ¿cómo podemos abordar con éxito un tratamiento para el Alzheimer?

Si nos adelantamos unas cuantas décadas de observar células cerebrales morir en una cajita de Petri, de usar moscas de fruta para crear el Alzheimer de la mosca y ratones transgénicos para crear el Alzheimer del ratón, y de probar miles y miles de compuestos para identificar un candidato farmacológico óptimo… todos esos miles de experimentos nos llevan a unas cuantas conclusiones impactantes:

- **La raíz de la enfermedad de Alzheimer –su naturaleza más fundamental– es una *insuficiencia* crónica o repetida.** No se trata de una simple insuficiencia, como la deficiencia de vitamina C, la cual conduce al escorbuto, sino una insuficiencia en las redes de neuroplasticidad, una red cerebral que cambia con el aprendizaje y la memoria. No se trata de proteínas mal plegadas, ni del amiloide, ni de la proteína tau, ni los priones, ni las especies reactivas de oxígeno —todos mediadores de la respuesta a la insuficiencia, pero no la causa—, sino de una insuficiencia de neuroplasticidad. Es como tener una nación entera en recesión: existen muchos factores que potencialmente la propician y se deben identificar y rectificar para acabar con la recesión. Para extender la analogía, el coronavirus es una *causa* de la recesión (el principal factor), mientras que quedarse en casa es un *mediador*; para poner fin a la recesión, necesitamos erradicar el coronavirus (o volvernos inmunes a él). Solo dejar nuestro hogar no limitará la causa, por lo que no habrá solución al problema.

- Las redes de neuroplasticidad requieren muchos factores para funcionar en óptimas condiciones, desde hormonas y nutrientes, hasta factores de crecimiento, un flujo de sangre oxigenada y energía, pero también necesitan la ausencia de infecciones, toxinas e inflamación para operar con eficiencia.

- El amiloide y la proteína tau que han sido vilificadas en el contexto de la enfermedad de Alzheimer en realidad son parte de la *respuesta protectora* a las agresiones creadas por la insuficiencia y, por ende, atacarlas con medicamentos es de poca ayuda a menos que primero identifiques y elimines la ofensiva y mitigues la insuficiencia.

Tales conclusiones sugieren una estrategia de tratamiento completamente distinta de cualquier cosa que se haya probado antes. En lugar de tratar con una sola medicina que sea igual para cada persona, necesitamos darle otro giro: evaluar en cada persona todos los parámetros distintos requeridos para que la red funcione —hormonas, nutrientes, infecciones, etc.— y luego enfocarnos en los que encontremos en un nivel subóptimo. Así pues, en 2011 propusimos el primer estudio integral para la enfermedad de Alzheimer. Desafortunadamente, nos rechazó el Consejo Institucional de Revisión (IRB, por sus siglas en inglés), el cual determina si está permitido llevar a cabo pruebas clínicas con humanos, porque proponíamos un nuevo tipo de estudio clínico que probaría un algoritmo, un abordaje personalizado dependiente de lo que causaba el deterioro cognitivo, en lugar de solo analizar un medicamento. Ser rechazados por el IRB fue muy deprimente. ¿Cómo íbamos a poder determinar si este método iba por buen camino?

Poco después de eso recibí una llamada de la persona que se convertiría en la paciente cero, lo cual fue bastante sorpresivo, considerando que no había atendido a un paciente en 20 años. Y aunque la paciente cero —Kristin— vivía a miles de kilómetros de distancia, tenía una amiga en la bahía de San Francisco que había escuchado hablar de nuestra investigación. Kristin cambió el mundo del Alzheimer y ahora puedes leer cómo lo hizo —y cómo otras seis personas lo hicieron también— en sus propias palabras, en las siguientes páginas.

PRIMERA PARTE

YA NO DOBLAN LAS CAMPANAS POR TI: LOS PRIMEROS SOBREVIVIENTES CUENTAN SU HISTORIA

Capítulo 1

La historia de Kristin.
Cero está lejos de ser nada

La necesidad es la madre de la invención.

PLATÓN

La desesperación es la dominatrix de la disrupción.

No-PLATÓN

Entrada de diario, 2011

Sé que me encuentro en el camino hacia un callejón sin salida que es el Alzheimer y estoy aterrada. Mi memoria a corto plazo se ha ido. Los pensamientos vuelan fuera de mi mente segundos después de haberse formado. Ya no lo puedo negar ni esconder. Me siento perdida. Tengo el corazón en la garganta. No puedo tragar. Me zumban los oídos. Estoy hiperventilando. Ver estas palabras en mi diario lo vuelve real. Mi cerebro se está perdiendo. Estoy muy asustada. El tren ya salió de la estación y va de bajada sin frenos.

Abro el archivero y saco la bolsa de pastillas para dormir que he juntado en los últimos dos años. He guardado cada prescripción en su contenedor original para estar al pendiente de las fechas de caducidad. Quiero que sirvan cuando llegue el momento. Pero todavía no es tiempo,

aún no. Tengo cosas que hacer antes de morir. Solo espero tener el valor
de actuar y hacerlo antes de que ya no sepa cómo o cuándo hacerlo.
Guardo las pastillas y cierro con llave el cajón.

Este aterrador pasaje de mi diario me recuerda qué tan lejos he llegado. Leerlo es doloroso, pero hacerlo me mantiene enfocada en la importancia de mantener el curso. Este vistazo a mi historia es testimonio del éxito del protocolo ReCODE del doctor Bredesen. Sin él, yo no sería capaz de expresar mis pensamientos ni escribirlos, y estoy segura de que hoy ya ni siquiera estaría viva. Tengo sentimientos encontrados sobre contar mi historia. He procrastinado miserablemente escribir esto porque recordar los detalles, en particular revivir mis emociones, trae de vuelta el miedo. Aun con mi magnífico éxito al revertir el deterioro cognitivo, el terror de lo que casi fue me provoca un nudo en la garganta y me ahoga. Pero aquí voy, con la esperanza de que compartir mi historia ayude a otros y quizá disipe un poco del escepticismo.

En las semanas que siguieron a esa entrada de diario, empeoré cada vez más. Profundamente deprimida y sintiéndome al límite, llamé a mi mejor amiga y le conté lo que estaba planeando. Ella sabía de los años que pasé cuidando a mi madre durante su larga batalla con el Alzheimer. Me había escuchado jurar que yo no forzaría a mi familia a padecer ese dolor si recibía un diagnóstico así. Mi amiga se alteró mucho cuando me escuchó hablar de quitarme la vida. Me contó de un médico investigador que conoció en California, quien estaba trabajando en una cura para el Alzheimer. Se acercó al doctor Bredesen, hizo una cita e insistió en que yo viajara a California para encontrarme con él. A pesar de escepticismo, accedí. Estaba desesperada por encontrar una forma de salvar mi cerebro.

El Instituto Buck para la Investigación sobre Envejecimiento se encuentra arriba, en una colina con vistas al ondulante paisaje del hermoso condado Marin, al norte de San Francisco. Yo estaba nerviosa. No tenía idea del viaje tan desafiante que me esperaba, pero estaba ansiosa por probar cualquier cosa que pudiera detener el progreso de la enfermedad. La recepcionista me guio hasta la oficina del doctor Bredesen. Yo llevaba un pequeño cuaderno porque sabía que se me olvidaría cualquier cosa que no anotara. Escuché con atención al doctor Bredesen cuando describió con entusiasmo su investigación, una labor a la que había dedicado su vida por más de 30 años. Me preguntó sobre mi situación y por qué lo había ido a ver. El tiempo voló. Hablamos por horas mientras me describía su teoría y los antecedentes que lo habían llevado hasta sus más recientes descubrimientos. Ahora lo entiendo, pero en aquel entonces mi cerebro estaba demasiado dañado para procesar la información. Pero la sencilla analogía del doctor Bredesen de cómo un cerebro dañado se puede comparar con un techo con 36 goteras que deben taparse una a una tenía sentido. Me explicó que el Alzheimer no es la manifestación de una enfermedad que un medicamento pueda curar, sino que se trata de una combinación de numerosos factores que han salido mal. La mayoría de las cuestiones que describió eran relevantes en mi caso, y de algunas ni siquiera estaba consciente en aquel entonces. Le dije al doctor Bredesen que estaba comprometida con hacer cual fuera su recomendación. Sabía que él era mi única esperanza. Salí de su oficina con fuego en el interior, determinada a no permitir que nada se interpusiera en mi camino para seguir el protocolo. Me sentía más que lista para empezar.

En ese tiempo no entendí enteramente que yo era el primer paciente en probar su protocolo. He llegado a apreciar el ser llamada paciente cero. Conforme otros pacientes se unieron al protocolo, nuestro grupo creció a 10. Nueve pudimos revertir nuestra deficiencia cognitiva. Un éxito realmente impresionante, dado que hasta ese momento ningún tratamiento había logrado detener el deterioro cognitivo de la enfermedad de Alzheimer. El doctor Bredesen publicó los resultados de esa pequeña muestra de 10 personas en 2014. Desde entonces, se han documentado cientos de reversiones exitosas usando el protocolo Bredesen. ¡Yo me siento honrada de haber sido la primera!

Hacia el final de nuestra reunión, ya tenía las bases del protocolo escritas en mi cuaderno y por primera vez me sentía optimista de que quizá tendría un futuro que incluyera un cerebro funcional. El doctor Bredesen me recomendó seguir el protocolo bajo la supervisión de un médico. Eso resultó ser todo un reto. Los médicos son escépticos, en particular los neurólogos. Por lo general, su método para tratar personas con memorias deficientes era prescribir fármacos, sabiendo que no ofrecían nada más que mejoras a corto plazo para algunos y terribles efectos secundarios para muchos. En el caso de mi madre, el Aricept empeoraba su condición y los efectos secundarios eran horribles. Yo no tenía intención de tomar ningún medicamento. Lo que es peor, los doctores suelen ser displicentes y en ocasiones groseros cuando los pacientes se rehúsan a tomar fármacos y piden otras alternativas. Por suerte, encontré a una doctora familiar que estaba dispuesta a darle una oportunidad al protocolo. También accedió a solicitar los múltiples análisis de laboratorio que el doctor Bredesen necesitaba para monitorear mi progreso. Me mantuve en contacto con el doctor Bredesen. Retocamos el protocolo cuando ciertos suplementos provocaron reacciones indeseables. Me hacía escáneres de retina para determinar el nivel de acumulación de placa amiloide en mi cerebro. Le hacía saber al doctor Bredesen cuando ciertas actividades me hacían sentir enfocada en particular, como el ejercicio y el yoga.

Esta es otra de las entradas de mi diario en esos "días oscuros" antes de empezar el protocolo:

Ya no puedo recordar números: ni mi número de teléfono, ni el de mi casa, ni los cumpleaños de la familia. Muchas veces olvido qué año es. Parece que me quedé a finales del siglo xx. Ayer puse 1978 en la fecha de un cheque. No pago las cuentas, aunque tengo dinero en el banco. Mi historial crediticio se está yendo a la basura. Tomo decisiones tontas, gastando dinero insensatamente por cosas que no necesito. Me pierdo cuando manejo de noche. Se me olvidan los nombres de mis mascotas. ¡Busco el interruptor de la luz en la pared equivocada! Se me olvidó cómo escribir los nombres de mis nietos. Antes de que vengan de visita, miro fijamente sus fotos en mi refrigerador y repito sus nombres y su edad para poder recordarlo cuando lleguen. Ni siquiera eso ayuda. Mi nieto más pequeño corre hacia mí con sus bracitos extendidos. Lo levanto para abrazarlo y, para mi horror, le digo el nombre de su hermano mayor. Me cuesta trabajo pensar palabras. Las sustituyo por palabras más sencillas. ¡No puedo ni deletrear palabras de cuatro letras! No puedo hablar bien. Uso palabras equivocadas, digo palabras incorrectas que suenan más o menos igual. Tengo un pequeño diccionario en mi bolsa. Tengo que buscar palabras comunes. Me pierdo manejando a lugares conocidos y paso horas tratando de encontrar mi auto estacionado. Todo esto me aterra.

Caer por el precipicio

Dos impactantes eventos me sacudieron para ver la realidad de que ya no podía mantener mi negocio. Estaba en un vuelo transcontinental. En mi usual estado de agotamiento, me quedé dormida un rato, y cuando desperté, no podía recordar por qué estaba volando a Dallas ni a quién debía ver ahí. Entre más escarbaba mi cerebro intentando recordar, más frustrada me sentía. Frenética, busqué pistas en mi portafolio y no encontré nada. Cuando el avión aterrizó, compré un boleto para el siguiente vuelo a casa. Unas semanas después de ese incidente, estaba en la oficina de un cliente presentando los hallazgos de un proyecto reciente en el extranjero. De pie ante el grupo, mi mente quedó totalmente en blanco a la mitad de mi presentación. Me congelé y no podía recordar qué decir después. La gente, muy amable, golpeteó con su pluma la mesa durante lo que pareció una eternidad. Una mujer intentó ayudarme a recordar recapitulando la conversación.

Yo estaba mortificada. Podía escuchar la sangre correr a borbotones en mi cabeza. No podía respirar. Salí corriendo de la sala.

Al poco tiempo perdí la capacidad de comprender reportes técnicos, ya no digamos escribirlos. Tenía una reputación de investigar y producir un trabajo excelente. Después siguieron los periódicos. Me di cuenta de que leía y releía la misma frase porque no podía retener el significado de lo que acababa de leer. Me deprimí tremendamente. Era obvio que no podía mostrarme como una experta en nada. Dejé de trabajar. ¡Ya no podía ni siquiera leer un libro!

Desde que era niña había sido una lectora ávida y veloz. Devoraba los libros. Leer fue mi salvación creciendo. Podía escapar a lugares fantásticos muy lejos de mi loca familia y nuestra pobre existencia. Lo menciono porque es una parte importante de la persona en que me convertí y la clase de persona decidida que era. Estaba ferozmente determinada a mejorar mi vida, a ascender de la pobreza y el abuso. Yo sabía que la educación era el camino que tomaría para lograrlo. Trabajaba en dos empleos después de la escuela para ahorrar dinero. En cuanto terminé la preparatoria, compré un boleto de ida a Nueva York y cumplí el sueño que había alimentado en mi mente desde los 13 años.

Con apenas 17 años, llegué con 60 dólares en el bolsillo, cuatro vestidos cosidos por mi madre ¡y una ardiente pasión por triunfar en la Gran Manzana! Conseguí un trabajo y me inscribí en clases nocturnas en la Universidad de Nueva York. Pasé los fines de semana visitando los museos de la ciudad y en conciertos, absorbiendo cuanta cultura pudiera, intentando compensar mi falta de exposición al arte y la música en la infancia. Tuve éxito en todo mi empeño y viví mi vida como torbellino. Aprendí a volar y abrí un servicio de fotografía aérea además de mis otros negocios. Dormía cuantas horas lograba extraer al día. Pagué el precio años después cuando mi cerebro se empezó a deteriorar.

Al principio experimenté niebla mental a finales de mis cuarentas, cuando entré en la perimenopausia. Tenía altibajos emocionales. A pesar de una vida económicamente exitosa, un matrimonio, un hijo y un negocio próspero, no podía desacelerar el paso ni el estrés consecuente. El pensamiento nublado no fue constante en ninguna etapa. Iba y venía, y ocurría más seguido cuando estaba exhausta, no había dormido o estaba muy estresada. Volví a la escuela para hacer una maestría mientras trabajaba tiempo completo. Más adelante seguí con el doctorado. Más cambios, incluyendo un divorcio amistoso, y con dos posgrados más en mano, empecé a trabajar en el extranjero.

Viajera, independiente, adicta al trabajo, experta en hacer mil cosas a la vez, trabajaba en los países más peligrosos, tratando de resolver los problemas de la gente más pobre del mundo, siempre en demanda para el siguiente destino. Me volví experta en mi campo. Vivía y trabajaba en ambientes estresantes y rudos, y presumía de no necesitar sueño; lo normal era dormir tres o cuatro horas cada noche. Con frecuencia me quedaba despierta toda la noche para cumplir con las fechas de entrega. Comía lo que era conveniente, y por lo general no era bueno para mí. Combatía graves infecciones parasitarias y enfermedades tropicales con medicinas potentes, incluyendo antibióticos. Vivía en edificios mohosos y con humedad en múltiples locaciones en el extranjero. No sabía entonces lo dañino que eso era para el cerebro o, como descubrí más tarde, que yo me encuentro entre 24% de la población de Estados Unidos con una estructura genética incapaz de procesar las toxinas del moho. Los efectos nocivos eran acumulativos.

Me di cuenta de qué tan severamente me afectaba el moho después de un incidente en Afganistán. Me estaba quedando en una vieja casa que llevaba años desocupada en la guerra. Abrí una alacena en la cocina buscando una tetera. La puerta estaba atorada y se abrió de golpe. El penetrante olor era tan fuerte que literalmente me caí de espaldas y se me fue el aire. Había una sólida capa de moho negro cubriendo el interior de la alacena. Tuve una reacción violenta a esa extrema exposición al moho. La sensibilidad al moho empeora con cada exposición. Estoy segura de que este contribuyó significativamente a mi pérdida de memoria. Gracias al excelente trabajo del doctor Ritchie

Shoemaker (autor de *Surviving Mold*), me he podido desintoxicar del moho. El doctor Bredesen atendió los efectos de la exposición a elementos tóxicos, incluyendo moho, con su tipología de inhalatorios como una forma de Alzheimer. En mi caso, tengo una combinación de los tipos que él identificó.

Crecí en una familia atlética y solía correr. A pesar de tener hábitos sanos en mi juventud, abandoné la mayoría en la edad adulta. Estaba obsesionada con permanecer delgada. Intenté con cada dieta nueva. ¡Una vez comí uvas nada más durante tres días! Bebía demasiado alcohol, tomaba analgésicos y consumía copiosas cantidades de café y refresco para mantener el paso. Mis emociones oscilaban de exuberantes, en la cima, lista para conquistar al mundo, hacia las profundidades de la desesperación, sintiéndome devaluada, incompetente, un fraude. Mi vida personal reflejó las oleadas de locura y las inconsistencias.

Culpé al estrés de mis problemas de memoria. Pensé que, cuando dejara mi negocio y disminuyera el estrés, tendría mi cerebro de vuelta. Pero no pasó. Me di cuenta de que ya no participaba en las conversaciones como siempre había hecho. No tenía mucho que decir. No podía pensar con suficiente velocidad como para unirme de una forma significativa, así que me sentaba callada. Mis pensamientos eran como luciérnagas atrapadas en un frasco, una breve iluminación y luego nada. Ya que vivía sola, pude mantener mi problema en secreto, o eso pensé. Más adelante, después de empezar mi recuperación, le pregunté a mi hijo si había notado algo raro conmigo. Dijo que por supuesto, pero no quería hacerme sentir mal al mencionarlo. Estaba muy preocupado después de haber visto cómo mi madre cambiaba lentamente de una mujer de negocios dinámica y una abuela amorosa, a una persona que no lograba reconocer a su familia o siquiera hablar con ella.

Recuperar mi cerebro

Con el protocolo del doctor Bredesen a la mano y su promesa de que estaría ahí para mí, diciéndome que podía contactarlo cuando necesitara, volví a casa sintiéndome optimista. Estaba apasionadamente comprometida con seguir las indicaciones, sin excepción.

Fui a ver a mi médico, le expliqué el protocolo y le pedí que ordenara los análisis recomendados por el doctor Bredesen. Saqué casi toda la comida de mi cocina para hacer espacio para un nuevo régimen de alimentación. Compré suplementos y empecé a comprar comida orgánica. Llevaba varios años siguiendo una dieta vegetariana, pero no era saludable en particular e incluía comida chatarra. Empecé a hacer más ejercicio, al principio tres veces a la semana en el gimnasio. Luego redescubrí el yoga, motivada al principio como un medio para disminuir mi estrés y aumentar mis horas de sueño. Me volví una instructora de yoga certificada y una terapeuta de yoga. Una práctica diaria de yoga es esencial para que yo conserve un cerebro sano.

Resultó difícil cambiar los pésimos hábitos de sueño de toda la vida. Aun de niña no dormía lo suficiente. Me iba a acostar tarde, me levantaba temprano y en varias ocasiones tenía pesadillas que alteraban mi sueño. Fue uno de los retos más grandes en el programa: parchar el "hoyo en mi techo por sueño insuficiente". Por lo general no tenía problema quedándome dormida, pero me despertaba después de unas cuantas horas y me quedaba en vela el resto de la noche. Estaba más exhausta en la mañana que al irme a dormir. Después de empezar el protocolo, me tomó más de un año empezar a disfrutar una noche entera de sueño de siete o siete y media horas. En este momento, ¡anhelo cuando llegue el momento y pueda disfrutar dormir ocho horas o más! Aprendí que el cerebro se limpia a sí mismo de toxinas durante el sueño y solo en los ciclos óptimos de sueño. Yo le había robado a mi cerebro ese tiempo de limpieza casi toda mi vida.

Me esforcé mucho por mejorar mi sueño, y ha dado frutos. Mantengo mi recámara oscura y fresca. Saqué de la recámara todos los equipos electrónicos, los relojes eléctricos, los módems de internet y la televisión. Apago mi teléfono y no lo dejo cerca de mi cabeza. Tomo melatonina de liberación prolongada 30 minutos antes de irme a la cama. No uso dispositivos electrónicos una hora antes de acostarme. En la noche leo libros impresos en lugar de un ebook. Compré lentes especiales para neutralizar la luz azul si leo algo temprano en la noche. Una vez en la cama, uso un antifaz para bloquear cualquier luz ambiental. Descargué una aplicación de sueño en mi teléfono llamada Insight Timer. Tiene una inmensa selección de meditaciones guiadas para dormir. La aplicación me ayuda a volver a conciliar el sueño después de levantarme a ir al baño. Escuchar las meditaciones evita que mi mente les dé vueltas a los problemas cotidianos, como solía hacer. Me enseñé a mí misma a moverme hacia el baño sin prender la luz, y a veces hasta mantengo los ojos casi cerrados. Me aseguré de que no hubiera ningún obstáculo con el que me pudiera tropezar entre la cama y el baño. Me encanta pensar en irme a acostar al lugar sagrado que he creado.

Cambiar mis hábitos alimenticios fue otro reto importante. Por fortuna, me encantan las verduras, el aceite de oliva y la mantequilla, así que consumir alimentos sin gluten, altos en grasa, bajos en carbohidratos y con proteína moderada me funciona bien. Hace unos años, cuando la industria alimentaria —y los médicos— promovieron el furor de las dietas bajas en grasa, lo abracé plenamente. Casi todo lo que compraba estaba etiquetado bajo en grasa. Leía las etiquetas buscando cualquier contenido de grasa, pero no le prestaba atención al daño potencial que infligen el azúcar, los endulzantes artificiales, los aditivos y toda la demás basura en los alimentos procesados. No era ninguna sorpresa que padeciera problemas digestivos; en particular indigestión e inflamación después de la comida. En un momento dado, un internista me recetó un medicamento para enfermedad por reflujo gastroesofágico (ERGE), esas horribles pastillas moradas que se prescriben tan ampliamente, pero tienen efectos secundarios tremendos, en particular para mujeres propensas a la osteoporosis. No seguí una dieta libre de gluten y baja en carbohidratos al inicio del protocolo, pero dejé el azúcar y los endulzantes artificiales. Una vez que probé la dieta y dejé de comer gluten no podía creer lo bien que me sentía. ¡Ya no más antojos ni inflamación! Y perdí casi ocho kilogramos en más o menos seis meses. Mi energía volvió, pero, sobre todo, la niebla mental se levantó de mi cerebro ¡y podía pensar otra vez!

Al mismo tiempo, peleé una batalla contra la inflamación y la exposición a las neurotoxinas, sobre todo el moho en mi caso. He desintoxicado mi sistema y eliminado el moho de mi casa, pero me preocupa que las esporas sigan en mi cuerpo por la reacción violenta que tengo cuando me encuentro cerca de ambientes mohosos.

Más o menos a los 40 años empecé a tener dolores artríticos en las manos y las rodillas. Casi todas las mañanas me levantaba tan entumida que tenía que bajar las escaleras de lado para evitar doblar mucho las rodillas. Después de seguir el protocolo un año, ¡me di cuenta de que la artritis había desaparecido! Creo que el suplemento de cúrcuma/curcumina eliminó la inflamación de mis articulaciones y de mi cerebro. Es un maravilloso beneficio inesperado para mí. Ahora subo y bajo las escaleras corriendo, y ya no siento dolor en las manos ni en ninguna parte del cuerpo. Tengo más flexibilidad que la mayoría de la gente de mi edad.

Además de tomar los suplementos recomendados en el protocolo ReCODE, me protejo de sustancias dañinas lo más posible. Solo bebo agua filtrada en vidrio o en acero inoxidable. No uso contenedores de plástico ni de aluminio. Como alimentos enteros y orgánicos siempre que es posible, y no compro comida procesada. No como gluten y me inclino hacia una dieta cetogénica abundante en grasa, con un contenido medio de proteína y baja en carbohidratos. Ayuno 10 horas o más entre la cena y el desayuno. Periódicamente ayuno 24 horas, consumiendo solo agua. Uso especias antiinflamatorias, como canela (¼ de cucharadita al día), pimienta cayena, pimienta negra y cúrcuma. Mantengo una buena higiene dental al cepillarme los dientes y pasarme el hilo dental seguido, además de ir con frecuencia a mis limpiezas. Compro productos para el hogar seguros y limpio con materiales básicos, como vinagre y bicarbonato. Reto a mi cerebro tomando cursos de posgrado en materias difíciles, como neurología. Constantemente investigo artículos científicos sobre neurociencia y demencia. Enseño en una universidad importante de la Costa Este, lo que me mantiene de puntitas: necesito leer y dar una cátedra sobre todos los artículos que asigno a mis estudiantes. También doy una clase de yoga temprano en la mañana y practico diario en casa. Además, hago ejercicio aeróbico 45 minutos al día cuatro o cinco veces a la semana, ya sea en una caminadora o en bicicleta. Medito 20 minutos dos veces al día y duermo al menos siete o siete y media horas cada noche. Mantengo mi estrés al mínimo. Socializo seguido con amigos y familia. Y —algo crucial— mantengo una actitud positiva.

Es importante recalcar que el proceso de recuperación es lento. Mi pensamiento nublado y mis lapsos de memoria no desaparecieron rápidamente. La recuperación se fue dando de manera gradual. En varias ocasiones me tomó por sorpresa qué tan diferente me sentía; el velo de nubosidad se desvanecía. Los pensamientos empezaron a volver con facilidad y en orden. Empecé a leer de nuevo y a comprender lo que estaba leyendo. Mi cerebro estaba tan despierto una mañana que corrí por la casa gritando: "¡Puedo pensar, mi cerebro ha vuelto!". La claridad se percibía tan distinta y poco familiar. Pensar claramente no era una experiencia que tuviera constantemente en los primeros días de mi tratamiento —iba y venía—, pero con el tiempo, los periodos de claridad duraban más. Me di cuenta de que estaba realizando fácilmente tareas con las que antes me peleaba, como ver cosas de finanzas, pagar las cuentas y planear. Ya no tenía que volver al primer párrafo de un artículo una y otra vez. Noté que escuchaba a la gente cuando hablaba, realmente escuchaba lo que decía y podía seguir la conversación y contestar adecuadamente. Empecé a leer libros otra vez. Al hablar, no luchaba por encontrar la palabra correcta tan seguido.

La fatiga y el estrés son enemigos del pensamiento claro, y para mí, recordatorios de la fragilidad de mi cerebro y de la necesidad de permanecer alerta para protegerlo, siguiendo el protocolo. Estoy aterrada de dar pasos para atrás, así que aprendí a cuidarme de no cansarme de más o estresarme. El yoga y la meditación diaria me han ayudado tremendamente en ese aspecto. Aun cuando me volví maestra de yoga con una certificación avanzada, sigo necesitando tomar clases. Como instructora, me enfoco en los estudiantes. Como estudiante de yoga, me enfoco en mi práctica. Es la conexión cuerpo-mente que viene con las poses y la respiración profunda lo que provee relajación y armonía a la mente y al cuerpo de forma simultánea. El flujo de oxígeno y sangre al cerebro se incrementa. Creo que se forman nuevas células cerebrales durante el yoga cuando uno realiza las distintas posiciones y coordina su respiración. Se derivan tantos otros beneficios del yoga, incluyendo paz espiritual, equilibrio, aumento de movilidad y lubricación de las articulaciones. ¡Solo hazlo!

Necesitaba volver al trabajo. Después de 10 meses de haber empezado el protocolo, me sentí lista para aceptar un proyecto de consultoría breve. Me dio miedo porque involucraba viajar al extranjero a un ambiente estresante, y yo sabía que alteraría mi rutina. Implicaría retos mayores encontrar los alimentos adecuados y evitar el gluten. Minimizar mi falta de sueño en vuelos de 14 o 18 horas no fue fácil. Planeé hacer paradas en la noche para evitar perder sueño. Los antifaces y los tapones para los oídos fueron esenciales. Descubrí que hacer ejercicio aeróbico después de llegar ayuda a reestablecer el reloj interno.

A pesar de planear todo bien, tuve una recaída. Mi primer proyecto se extendió más allá del acuerdo original y me quedé sin suplementos. El trabajo era estresante debido a la mala seguridad y no estaba durmiendo lo suficiente. Empecé a tener periodos de niebla mental.

La combinación de la falta de suplementos, el descanso inadecuado y el estrés echaron para atrás mi recuperación. Fue una tremenda llamada de atención. Claramente ilustró la importancia de adherirme al programa. Después de llevar ya un par de semanas en casa, pude volver al punto donde me encontraba antes del viaje.

Un episodio de gripa me hizo dar un paso hacia atrás brevemente. Me enfermé tanto que no pude comer, tomar suplementos, hacer ejercicio o siquiera meditar durante casi dos semanas. También tuve que trabajar para recuperarme de ese evento. La lección más importante es: el protocolo es un proceso hacia curar muchos aspectos de la demencia pero, para poder conservar los logros, ¡debes mantener un compromiso absoluto con ese nuevo estilo de vida!

Repito, curar el cerebro después de años de descuido y abuso no pasa de la noche a la mañana. El daño se dio sin tregua durante muchos años antes de llegar al punto de un deterioro cognitivo aparente. Aun cuando empecé a experimentar muchas mejoras positivas en los primeros meses de aplicar el protocolo, revertir la pérdida de memoria es un proceso constante. El trabajo nunca cesa. No me siento "curada", aunque mis síntomas de Alzheimer se hayan revertido. Funciono tan bien como antes y en algunas instancias mejor que nunca en mi vida. En esencia, el protocolo ReCODE se reduce a ceñirte a cambios importantes en tu estilo de vida. Lo más difícil que he tenido que hacer ha sido adherirme al protocolo día y noche —un cumplimiento continuo—. Pero lo sigo haciendo porque me da miedo no hacerlo. Tengo miedo de que la enfermedad regrese, y de que, si sucede, quizá no pueda vencerla de nuevo. Así que trago los suplementos, como alimentos enteros orgánicos, elimino el azúcar y los carbohidratos simples, medito dos veces al día, hago yoga y aerobics y levanto pesas, me aseguro de dormir bien, de estar tranquila y socializar con humanos y animales.

Dada la complejidad de la enfermedad y las diversas etapas en las que una persona comienza el protocolo, no se puede garantizar el resultado. ¿El programa funciona para todos? Tristemente, no. Entre las razones puede estar el grado de deterioro cognitivo con que uno empiece u otros misterios de la enfermedad que aún falta desentrañar. Algunas personas no siguen el protocolo, sin importar el miedo que le tengan al Alzheimer. Pero para tener éxito, debes hacerlo. En ocasiones das un paso para adelante y otro para atrás. Como dije antes, ¡toma tiempo! Hacer cambios a medias no te lleva a ningún lado con este protocolo. Yo ahora asesoro a personas que siguen el protocolo bajo el cuidado de un médico. Con todos los componentes que implica sanar el cerebro, es necesario tener apoyo porque los doctores no tienen tiempo de guiar a los pacientes a lo largo del tratamiento. Cuando mis clientes se quejan por tener que dejar el azúcar, el gluten y las verduras almidonadas, les digo que hagan un voluntariado en una institución para pacientes con Alzheimer y entonces decidan si están dispuestos a hacer todo lo que sea necesario para curar su cerebro. Creo que es más fácil cumplir el programa si has visto a un padre sucumbir ante la enfermedad. Todos sabemos bien qué depara el futuro si bajamos la guardia.

El giro milagroso que inició cuando conocí al doctor Bredesen hace nueve años continúa día con día. Hubiera sido difícil encontrar una paciente más dispuesta. ¡Estaba tan desesperada que hubiera comido tierra si pensara que eso me devolvería mi cerebro! Al final resultó que no tuve que comer tierra, pero sí me embarqué en el reto más grande de mi vida. El doctor Bredesen diseñó un mapa. Yo lo seguí.

Me da mucho gusto tener la oportunidad de compartir parte de mi historia con la esperanza de que les dé a otros el valor de adentrarse por este camino hacia la reversión de su pérdida de memoria. Yo le debo mi vida al doctor Bredesen y estaré eternamente agradecida con él por la increíble labor que ha hecho, poniendo fin al Alzheimer de tantas personas. El trabajo de Bredesen lleva luz al calabozo de desesperanza donde reside la gente con Alzheimer.

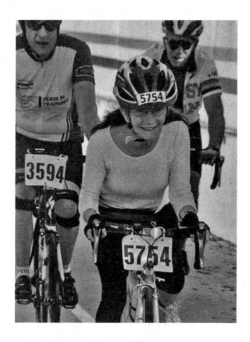

Comentario

Kristin ahora tiene 77 años, ha seguido el protocolo durante nueve años y sigue bien. ¿Dónde estaríamos sin Kristin? Ella fue la primera, y su diligencia y seguimiento en verdad ayudaron a confirmar que nuestra teoría y nuestras conclusiones eran, de hecho, válidas.

Cuando su amiga me pidió ver a Kristin, me preocupé. Nos acababan de negar el permiso de realizar un estudio clínico del nuevo protocolo desarrollado en 2011. Nos dijo el comité de revisión que el protocolo podía tener una variable, un fármaco o un solo cambio de estilo de vida, no un programa entero. Por ende, no tenía nada que ofrecerle a Kristin, excepto la información y las conclusiones extraídas en tantos años de experimentos en el laboratorio. Cuando me llamó tres meses después para contarme cuánto había mejorado, me di cuenta por primera vez de que había un método con el potencial de ayudar a mucha gente necesitada. Cuando colgué el teléfono me volteé hacia mi esposa y dije: "¡Está mejor!".

¿Qué hubiera pasado si Kristin se hubiera dado por vencida después de unos días? ¿Y si no hubiera sido diligente o hubiera ignorado casi todo el programa y jamás hubiera alcanzado un beneficio? Esto habría afectado a gran cantidad de otras personas que entonces no habrían sabido del programa. Pues, sin importar qué tan bella suene una teoría, la información de las probetas, las moscas de fruta y los ratones nunca podrán reemplazar la necesidad del éxito en pacientes humanos (como lo dijo T. H. Huxley: "La gran tragedia de la ciencia: la aniquilación de una hermosa hipótesis por un hecho espantoso"). Incluso, muchos tratamientos propuestos para Alzheimer han demostrado ser efectivos en ratones y han fracasado con humanos. Hasta Kristin. Así pues, a nombre de todos los involucrados, de los múltiples pacientes que se han beneficiado del programa, sus hijos y las generaciones subsecuentes, y de todos los médicos, neuropsicólogos, enfermeros, nutricionistas, instructores de salud y demás profesionales que lo han utilizado, mi más sincero agradecimiento para ti, Kristin.

Capítulo 2

La historia de Deborah. La hija de mi padre

Un padre tiene la mano de su hija por poco tiempo,
pero tiene su corazón para siempre.

ANÓNIMO

Durante casi toda mi vida, nunca creí realmente que pudiera tener demencia. Me preocupaba, a veces mucho, porque en mi familia hay demencia. Pero de alguna manera no pensé que *en verdad* me pudiera pasar a mí. Me equivoqué.

Me llamo Deborah. Tengo 55 años. Llevo casada con el amor de mi vida (desde la universidad) 29 años. Tenemos cuatro maravillosos hijos que ahora están en sus veinte y en la adolescencia, junto con una colección de perros y gatos. Estudié en la Universidad de Harvard y me gradué con honores de las carreras de Gobierno y Estudios de Asia del Este. Unos años más tarde me gradué con honores de la Escuela de Leyes de la Universidad de Pennsylvania. Mi labor profesional me llevó del periodismo (ABC News) a lo jurídico (derecho familiar: divorcios, custodia de los hijos) y luego al teatro (actuar, dirigir y producir, y más recientemente a Broadway).

Cuento todo esto porque, para funciones de mi historia, importa. Importa porque cuando estaba en mis cuarentas, a pesar de tantos años de aprender cómo pensar, dejé de poder hacerlo bien. Me encontraba en las primeras etapas del deterioro cognitivo, de camino hacia el Alzheimer. Eso implicaba que ya no podía ser la madre amorosa que deseaba ser para mis hijos, y que trabajar como periodista o abogada o directora de teatro ya no parecían ser opciones profesionales viables para mí.

Pensé mucho sobre cómo compartir mi historia de tener deterioro cognitivo temprano. Cuando hablo de lo que pasó —con cualquiera que no sea alguno de mis amigos cercanos y mi familia— siempre uso un seudónimo o mi nombre de pila nada más. ¿Por qué? Pues en un principio me di pena. Y a veces me sentí realmente avergonzada. Me preocupaba qué pensarían las personas que me conocen. ¿Creerían que soy menos inteligente? ¿Me evitarían incómodas? ¿O simplemente dudarían de mis opiniones en silencio? Si perdiera las llaves o se me olvidara qué decir, ¿me mirarían con lástima, con ojos que dirían: "Ay, no, ¿en serio va en picada"? Probablemente.

También me siento indecisa de hablar sobre lo que pasó porque en algunas ocasiones, cuando sí me atreví a abrirme, me topé con algunas personas (aunque claramente no muchas) escépticas e indiferentes. ¿No me estaba "preocupando innecesariamente" de un "envejecimiento normal"?, preguntaban. O quizá estaba exagerando, sugerían con un toque de condescendencia. Es decir, de vez en cuando a todos se nos olvidan cosas o no reconocemos a alguien o no podemos encontrar el camino o confundimos palabras o no podemos recordar qué acabamos de leer… ¿cierto?

Pero ahora, seis años después de revertir mis síntomas siguiendo el protocolo Bredesen, mi mente está tan clara y aguda como siempre. Todos los síntomas que tuve de deterioro cognitivo han desaparecido. Así que decidí que ha llegado el momento de contar toda la historia de lo que me pasó, abierta y honestamente, y sobre cómo sané. Todos deberían saber que la demencia de Alzheimer no es solo prevenible, sino reversible, particularmente en etapas tempranas. Entonces, para todas las personas que están ahí fuera y podrían ser como yo, aun sin darse cuenta, esta historia —mi historia— es para ustedes.

Hace siete años sabía muy poco sobre cómo inicia la demencia. Nunca había escuchado las palabras *deterioro cognitivo temprano*. No sabía que había síntomas iniciales que con el tiempo conducirían al Alzheimer. No tenía idea de que una persona pudiera tener estos síntomas 20 o 30 años antes de estar tan mal que un médico le diera un diagnóstico de Alzheimer. Pero debí saberlo.

Mi abuela —la mamá de mi papá— murió de Alzheimer. Había sido maestra de matemáticas y física mucho antes de que fuera común que las mujeres enseñaran estas materias. Pero cuando llegó a sus 60, poco después de que mi abuelo muriera, se confundía mucho y se empezó a volver olvidadiza. Y luego, una noche, mi padre recibió la llamada que había estado temiendo. La policía había encontrado a mi dulce abuela caminando sin rumbo en una carretera atestada de Minnesota, en medio de una ventisca. Dijo que iba a casa nada más, a Buffalo, Nueva York, pero mi papá sabía que no, que se dirigía, en palabras de mi padre, "a un infierno en vida".

Mi papá también murió de Alzheimer. Hace seis meses.

La dolorosa ironía de la enfermedad de mi padre y su agonía hasta morir no le pasó desapercibida a nadie que lo hubiera conocido. Mi padre era un neurólogo brillante y excepcionalmente compasivo. Era el médico al que todos los especialistas enviaban sus casos "misteriosos" porque él sabía pensar con lógica y fuera de la caja. Desarrolló tratamientos para EM (esclerosis múltiple) y fue pionero en la prevención del infarto. Encontró formas novedosas de aliviar el dolor, en particular para quienes vivían con migrañas porque, como decía, nadie tiene por qué sufrir. Mi padre me dijo muchas veces: "No tengo permitido jubilarme", porque demasiada gente necesitaba su ayuda. Creía que debes hacer todo lo que esté en tu poder para ayudar a otros y nunca rendirte. Pero a veces había casos en donde no podía ayudar en absoluto, como las personas a quienes tuvo que diagnosticar con

Alzheimer. Por aquellos pacientes, solo se sentaba en la sala de la casa y lloraba.

Yo siempre dije que no daría una elegía en el funeral de mi padre porque no había palabras que le hicieran justicia. Y me siento igual escribiendo sobre él ahora. Así que, en cambio, diré esto. A pesar de todo lo que hizo por sus pacientes, mi padre siempre estuvo ahí para mí. Cuando crecí y ya no vivía en casa, podía llamarle con cualquier duda, fuera grande o pequeña, en todo momento del día o la noche, y estaba inmediatamente presente para ofrecerme su amable guía. No había una fuente mayor de sabiduría sobre cómo debía criar a mis hijos o manejar una crisis que mi padre. Él podía —también estoy segura— leer mi mente, y siempre comprendió exactamente cómo me sentía sin decirle ni una palabra. De todas las cosas que compartíamos, era nuestro amor por los perros lo que nos unía por completo. Me regaló mi primer cachorro, Bruno, cuando tenía 23, nacido de su propia perra en la cocina. Nutrió a Bruno durante las primeras ocho semanas de su vida, dándole avena, leche y miel, y luego lo puso en mis brazos. "De lo único que se trata —me dijo— es de amor".

No sé cuándo se dio cuenta mi papá de que tenía demencia porque nunca lo platicamos. Pero sí sé que estaba consciente de ello. Un día, cuando su memoria empezó a fallar, se perdió manejando su auto… y se perdió en serio. Iba al supermercado, pero después de horas no había vuelto. Con mi hija junto a mí, manejé por todas partes, desesperada por encontrarlo. Recuerdo que era hora pico y las calles estaban atestadas de coches y de gente. Entonces, mientras atravesaba una intersección, a unos 20 minutos de su casa, vi a mi papá aturdido pasar manejando junto a mí. Di una frenética vuelta en U en medio del tráfico, lo alcancé por un costado y toqué el claxon para llamar su atención. Finalmente miró por la ventana, me vio y me sonrió. Le hice señas para que me siguiera a casa, cosa que hizo. Cuando entramos, nos sentamos en la cocina juntos, en silencio. Le expliqué lo que acababa de pasar y le dije que, si él me hubiera encontrado perdida así, me llevaría a tomar "fotos de mi cerebro". Me miró y, con claridad y decisión, dijo: "Para lo que yo tengo nadie puede hacer nada". Él lo sabía. Pero lo que no sé es cuándo exactamente empezó a reconocer su propio deterioro cognitivo. ¿Fue solo que empezó a perderse? ¿O décadas antes, cuando ya no podía reconocer bien los rostros de la gente, o cuando empezó a perder su amor por la lectura? Puedo decir por experiencia propia que es en extremo difícil reconocer los primeros síntomas del deterioro cognitivo. La razón es que pueden ser muy sutiles, aparecen en incrementos tan minúsculos que difícilmente los notarías. Un día puedes ser muy bueno en algo, como hablar un idioma extranjero o moverte en un pueblo nuevo, y años después notas que en realidad ya no eres tan bueno para ello. Simplemente no sabes por qué.

En mi caso, mi primer síntoma identificable de deterioro cognitivo fueron mis problemas para reconocer caras. Empezó alrededor de cumplir 40. No me costaba trabajo reconocer a las personas cercanas a mí, pero se volvió difícil reconocer a la gente un grado más lejos de mi círculo inmediato. Mi problema difería de no poder recordar el nombre de alguien o dónde o en qué circunstancias lo había conocido. Simplemente no lograba reconocer a muchas personas que veía con regularidad. Ni siquiera tenía ese destello de reconocimiento que puedes llegar a tener cuando sientes que ya conoces a alguien, pero no sabes de dónde. Yo no sentía nada.

Aprendí trucos para identificar a la gente. Una mujer a quien veía seguido en la escuela de mis hijos, por ejemplo, se distinguía por tener el cabello negro y particularmente largo, entonces yo siempre podría reconocerla mientras nunca se cortara el cabello. A otras personas las reconocía por el perro que sacaban a pasear o el bolso que traían, y a veces por el auto que manejaban. Mi esposo, mis hijos y mis amigos más cercanos aprendieron a ayudarme. Cuando se aproximaba gente que yo debería conocer, rápidamente murmuraban su nombre para que supiera quiénes eran.

Nunca olvidaré el momento en que el reconocimiento facial fue un problema real para mí. Un verano, trabajando en el puesto de panadería de la feria local, vi acercarse y comprar pasteles y galletas a gente que había conocido en otros contextos. Al reconocerme, algunos intentaban entablar una conversación o me hacían preguntas. Pero incapaz de aplicar mis trucos de memoria (¡Sin perro! ¡Sin bolso! ¡Sin coche!), estaba perdida. Todos me parecían extraños. Entré en pánico y me ocupé el resto del día organizando los pasteles en la parte de atrás del puesto. Hacia la noche, fui a dar la vuelta por la feria. Vi a una mujer agarrando a su hijo de la mano, esperando recibir un algodón de azúcar. No la reconocí como tal, pero pensé —por el color de su cabello y la altura de ambos— que la madre y el niño podían ser el mismo par que solía ver en la parada del camión de la escuela. Me dije: "Nada más te sientes insegura. Basta. Ten confianza. Arriésgate". Así que lo hice. "Hola, ¿cómo estás?", pregunté cálidamente. Me miró sorprendida. "Ay, perdón", murmuré y me fui. No nos conocíamos en lo absoluto.

Después de eso empecé a abstenerme de ciertas situaciones sociales. Siempre me he preguntado si durante ese tiempo la gente pensó si yo era grosera o me estaba recluyendo. No pretendía hacer ninguna de las dos. Pero es en verdad aterrador no saber quién es alguien que se supone conoces, no saber qué decir ni qué preguntar. Incontables veces pensé que debía decir: "Perdona, tengo un problema para reconocer caras. ¿Quién eres?". Pero no me atrevía a decirlo. Me daba demasiada vergüenza. Cuando se acercaba a mí alguien que claramente me conocía, pero a quien yo no lograba reconocer, actuaba (si podía) como si tuviera prisa, diciendo algo como "Disculpa, voy tarde para recoger a mi hijo". O en el supermercado decía: "Uy", mientras me alejaba de la persona amistosa, "se me olvidaron las manzanas/el jamón/el cereal [lo que se me viniera a la mente]", y me iba.

En aquel entonces no tenía idea de que los fallos en el reconocimiento facial eran síntoma de deterioro cognitivo. De haberlo sabido, tal vez me habría alarmado más. En cambio, investigué un poco y decidí que había desarrollado prosopagnosia, una condición más autolimitante, aunque no necesariamente indicativa de un problema mayor. Recuerdo haberle preguntado a mi papá, cuando él todavía estaba en las primeras etapas del Alzheimer, si él tenía este problema. Me dijo: "Ay, claro, si estoy en un evento sin identificadores, estoy perdido. Odiaba esas fiestas de coctel. Y las salas de médicos. Es mucho mejor quedarse en casa y ya". Nunca se había quejado de no reconocer a la gente, solo se había alejado de situaciones potencialmente embarazosas. Concluí (aunque equivocada) que ambos teníamos prosopagnosia.

Conforme me adentré en mis cuarentas, noté que ya no era tan buena en muchas cosas que antes solía hacer. Había aprendido varios idiomas en mi adolescencia y mis veintes, pero ya no los podía hablar como antes. Mi español, que hablaba casi con fluidez, estaba oxidado y se había vuelto titubeante. El ruso y el chino, ambos idiomas con los que conversaba bien, parecían haber desaparecido por completo de mi cerebro. En las pocas ocasiones en que tuve oportunidad de hablar cualquiera de ellos, no pude pasar del saludo.

También era muy buena para moverme por lugares nuevos. Cuando mi esposo y yo manejábamos a algún destino nuevo, él era quien necesitaba pedir indicaciones. A mí me encantaba la emoción de encontrar rutas sin preguntar a nadie. Pero luego las cosas cambiaron. En algún punto de mis cuarentas ya no me gustaba buscar caminos por mi cuenta. Ya no era buena en lo absoluto. Los lugares desconocidos se sentían como enredos de calles que no podía separar, y sin navegador, estaba en problemas. Y manejar por mí misma me provocaba cada vez más ansiedad. Ya no me sentía capaz de controlar todas las cosas que pudieran salir mal en algún momento.

Y luego fue la música. De niña aprendí a tocar el piano y me encantaba en particular leer las partituras de musicales de Broadway que pudiera cantar también o tocar música clásica sentimental. Pero en algún punto de mis cuarentas me di cuenta de que ya no podía cantar. Y luego, años más adelante, sentada en el piano por primera vez en más de una década, miré una partitura y supe que ya no podía leer las notas.

Los demás cambios cognitivos que experimenté en mis cuarentas fueron cuantiosos, aunque ninguno parecía especialmente dramático por sí solo, y todo se podía explicar pensando que "estaba envejeciendo". Empecé a perder mi amor por la lectura porque ya no lograba recordar qué había leído. Dejé un curso que estaba tomando porque el material me parecía demasiado denso y no retenía lo que estaba aprendiendo, algo que había sido tan sencillo en mis años de universidad. Me parecía más y más difícil participar en juntas, sobre todo las que teníamos más tarde en el día. Si había algo que quisiera decir en alguna de las juntas, muchas veces lo repetía una y otra vez en mi cabeza hasta que llegara mi turno de hablar, con tal de no olvidarlo.

También dejé de prestarles atención a conversaciones que no fueran "de mi campo" porque me costaba trabajo comprenderlas. No podía seguir la trama de películas complejas y a veces me quedaba en casa cuando mi esposo y mis hijos adolescentes iban al cine. Se volvió casi imposible recordar mis pendientes. Mis hijos aprendieron a escribir lo que necesitaran que yo recordara para ellos en una hoja grande de papel en la cocina. Sabían que, si no lo escribían, no se haría. Les dije que era muy difícil recordar cosas porque "estaba muy ocupada". Era en particular extraño para mí porque siempre había tenido muy buena memoria para los detalles: fechas y horarios, direcciones y números de teléfono, citas y listas.

Ayudar a mis hijos con su tarea durante esos años se volvió una empresa cada vez más frustrante. Muchas veces me sentí confundida cuando trataba de entender una tarea o editar su redacción. No tenía acceso al mismo vocabulario que antes y me sentía descorazonada de ya no poder escribir con facilidad. Mi velocidad de tecleado se desplomó. Había sido tan veloz siendo abogada, pero en mis cuarentas, mis dedos ya no podían volar por las teclas. A veces tenía problemas para recordar los códigos de los casilleros en el gimnasio.

También empecé a faltar o casi faltar a mis citas, algo que rara vez había hecho antes, si no es que nunca. Lo racionalizaba como que solo era una persona *muy* ocupada. Pero como resultado me daba cada vez más ansiedad llevar mi agenda, apoyarme más y más en diversos calendarios y alarmas para poder hacer las cosas. Durante esos años desarrollé problemas de sueño y me frustraba que el café ya no parecía ayudarme a estar alerta en las mañanas.

Algo en especial problemático en aquel entonces fue que me sentía mentalmente exhausta todos los días después de las 4:00 p. m. sin ninguna razón aparente. Me preguntaba por qué mi cerebro se sentía tan cansado. Yo seguía pensando: "¿Qué me pasa?". Pero no tenía una respuesta.

Podrías pensar que se me debió haber prendido el foco en algún momento con todos mis problemas de reconocimiento facial o mi inhabilidad para articular lenguajes extranjeros que antes hablaba con fluidez, o mi fatiga cerebral en las tardes, que pudiera estar desarrollando demencia. Pero no. En primer lugar, no sabía que podía empezar tan joven. En segundo, yo no sabía cuáles eran los síntomas. Solo asumí que estaba envejeciendo, aunque fuera mucho más rápido que mis amigos. Pensé que me estaba oxidando en los idiomas y la música por falta de práctica. Quizá estaba en negación. La negación puede ser una respuesta poderosa a un problema que (por lo que sabía entonces) carecía de solución.

Es más, cada uno de los cambios cognitivos que describo arriba se dio con micropasos en un periodo de cerca de 10 años. Para mí, es lo que vuelve particularmente insidiosa la aparición del Alzheimer. No puedes ver la progresión de la enfermedad cuando te está ocurriendo a ti. Lo que es peor, un cerebro confundido no es muy bueno para identificar sus debilidades, así que es poco probable que suene cualquier alarma. Ahora puedo identificar todos estos cambios no solo porque revertí su curso y tengo una claridad recién descubierta de que mi habilidad mental y mis funciones cognitivas iban en declive. Si no lo hubiera revertido, nunca habría podido escribir nada de esto.

Recuerdo que en aquel entonces escuché en mi auto una entrevista en NPR y quedé maravillada con la habilidad del periodista y el invitado de bromear de ida y vuelta con tanta soltura. ¿Cómo lo hacían? ¿Yo alguna vez había podido hacerlo? ¿Qué me pasó? Se sentía como si tuviera una pared o una telaraña entre mi cerebro y el mundo exterior, y me costaba tanto trabajo atravesarla solo para hacer una pregunta o dar una opinión, ya no digamos tener una discusión significativa. Lo que antes solía ser sencillo y divertido —entablar un diálogo consciente—, se había vuelto trabajo. Un trabajo mental desgastante.

Pero más que nada, en esos años yo solo quería ser una buena madre para mis hijos. Y estoy agradecida de que por lo menos en aquel entonces todavía podía abrazarlos y amarlos. Todavía lograba recogerlos de la escuela y preguntarles sobre su día. Aún podía acostarme un ratito con ellos antes de que se quedaran dormidos y hablar sobre sus sentimientos. Pero no puedo recordar qué querían del supermercado. No podía registrar su agenda entera. No les podía ayudar mucho con la tarea. Y sentía que me esforzaba por seguir el paso de nuestra vida, incapaz de disfrutar realmente estar juntos como resultado.

La gente muchas veces me pregunta si, durante esos años, mi esposo se preocupó. ¿De qué se dio cuenta? Y la respuesta es que tanto él como yo sabíamos que algo no estaba "bien", pero él no sabía por qué. Estaba consciente de que yo tenía cada vez más problemas para reconocer a la gente e intentaba ayudarme en circunstancias sociales, pero no sabía qué estaba ocasionando el problema. Se dio cuenta de que me estaba volviendo olvidadiza, a veces incluso faltando a citas (algo inusual en mí), pero asumió que era porque teníamos muchas "ocupaciones" en nuestra vida. Observó que estaba mentalmente cansada gran parte del tiempo, en particular en las tardes y las noches, pero pensó que debía ser lo normal de envejecer. Cuando le dije que creía que mi pensamiento a veces era borroso o ya no me sentía mentalmente ágil, me aseguró que era demasiado joven para estar desarrollando demencia. Ahora, recordando, mi esposo habla sobre cómo en esos años mi pensamiento se volvió lento y yo usaba menos palabras sofisticadas, pero que era más difícil identificar tales cambios entonces porque sucedían de una manera muy gradual.

Para ser justos, también me volví muy buena en compensar lo que no estaba tan bien. Mi padre también, en sus cuarentas y cincuentas, fue cuando empezó a deteriorarse. Ambos encontramos atajos para nuestras debilidades y siempre hicimos nuestro mejor esfuerzo para mantener el ritmo a pesar de nuestro desacelere. Ninguno de los dos quería que nadie se diera cuenta de que ya no éramos tan sagaces como alguna vez fuimos. El resultado fue que las personas a mi alrededor muchas veces no tenían idea de que yo estaba esforzándome por parecer "normal". Durante esos años fui una especie de pato. Si me veías nadar por el lago, podías pensar que todo estaba bien. Pero si mirabas bajo la superficie, te dabas cuenta de que estaba pataleando como loca.

Y entonces, cuando estaba a punto de cumplir 48 años, sucedieron dos cosas que finalmente me hicieron pensar que quizá tenía un problema. Una noche llamé a mi perra que estaba en el patio, pero en lugar de gritar su nombre —"¡Maisy!"—, grité a todo pulmón el platillo que estaba preparando para cenar: "¡Chili!". Poco después de eso, mientras llevaba a mis hijos a la escuela, le dije con total seguridad al operador de la caseta que yo era una "conferencia telefónica" para que me diera un descuento, en lugar de un "auto compartido". Pueden parecer pequeños errores de palabras, y quizá lo eran, pero yo sabía que no debía ignorarlos. Nunca antes había cometido esa clase de equivocaciones.

Unas semanas antes, viendo las noticias locales de las cinco de la tarde, mi madre había visto una historia sobre una prometedora clínica de prevención de la demencia. "Quizá deberías ir", me sugirió sutilmente. "No —dije— todavía no. A lo mejor en una década", le contesté. Pero después de años de preocuparme en silencio por mi "envejecimiento metal", sentí que esas dos confusiones con las palabras finalmente habían hecho sonar la alarma. Necesitaba ayuda. Tomé el teléfono y llamé a la clínica de la demencia.

Llegué a mi cita esperando aprender todo lo que se supiera sobre prevención de la demencia, y un poco asustada por lo que pudiera encontrar el doctor. Sentada en la sala de espera con mi madre, vi pacientes en diversas etapas de Alzheimer. Me sentí joven y fuera de lugar, y estaba determinada a demostrar que mi cerebro estaba bien. En la entrevista inicial comenté algunas de mis preocupaciones: mis fallos de reconocimiento facial, sentirme "confundida" en las juntas del trabajo y estar "demasiado cansada" gran parte del tiempo. El médico entonces me pidió que hiciera una prueba cognitiva larga (de varias horas). Pensé que sería facilísimo, pero después de la primera pregunta me di cuenta de que en realidad era un tanto difícil. "¿En qué piso estamos?", me preguntó el estudiante de medicina que estaba haciéndome la prueba. No podía recordar si habíamos tomado el elevador o subido las escaleras. Intenté adivinar. ¿En el primer piso?

Al final, mis resultados eran desiguales. Muchas de mis puntuaciones eran consistentes con lo que ellos creían que debería ser mi desempeño basado en la parte de CI de la prueba (el cual, me explicaron, por lo general se mantiene considerablemente intacto hasta que la enfermedad progresa bastante). En otras partes de la prueba, sin embargo, en particular las que eran un poco más sofisticadas, como la sección de codificación, salí más baja de lo esperado, pero no lo suficientemente baja para que fuera motivo inmediato de alarma (menor que el promedio, por ejemplo, pero no en el décimo percentil). El médico dijo que, como no podía determinar si mis pruebas desiguales representaban lo que era "normal" para mí, debíamos considerar la prueba como mi base y repetirla cada seis meses para ver si había algún cambio.

Me recomendó entonces hacerme un análisis genético para ver si tenía el gen común del Alzheimer, ApoE4. En un principio me negué. Me parecía irrelevante saber si tenía el gen o no, cuando no había nada significativo que pudiera hacer para prevenirlo. Todo lo que me pudo recomendar en aquel entonces fue hacer ejercicio todos los días y comer o dejar de comer ciertos alimentos, lo cual, cuando mucho retrasaría (¿meses?, ¿años?) el desarrollo del Alzheimer. ¿Para qué alimentar más la ansiedad que ya sentía por mi futuro?

Pero sí cambié de parecer y tiempo después me hice el análisis genético. Lo que al final me convenció fue esto: el médico me dijo que, si conocía mi estatus genético, quizá fuera capaz de inscribirme en un estudio para algún medicamento de Alzheimer, si es que lo fuera a necesitar en algún momento.

No debí sorprenderme con el resultado. Dados mis antecedentes familiares y mis síntomas, debí saber que saldría positiva para ApoE4. Pero cuando el doctor me dijo, me quedé en *shock* y aterrada… aterrada porque sabía exactamente lo que me esperaba en el futuro.

Mi padre había empezado a cambiar en sus cuarentas también. Se había vuelto considerablemente "lento" a lo largo de 20 años. Dejó de usar palabras rimbombantes y hacía menos bromas y chistes. En algún punto del camino ya no le gustó leer. Dejó de escribir artículos médicos. También se cansaba mentalmente al caer el día, por lo que cambió sus horarios para poder salir del hospital temprano en la tarde. Qué contraste con el padre con quien crecí, que rutinariamente trabajaba jornadas de 14 o 16 horas. Su mundo social se redujo también y cada vez tenía menos y menos temas de los que le gustaba hablar. Y luego fue su forma de manejar. Nos daba mucha ansiedad. Y empezó a manejar exclusivamente en el carril de baja velocidad, mientras los demás conductores aceleraban a su lado. Moverse por lugares desconocidos también se convirtió en un reto enorme.

Estoy casi segura de que en algún momento de esos años se dio cuenta de que algo le estaba pasando. Pero eligió guardarse su terror. Así era él. No hubiera querido preocupar a nadie. Mientras tanto, por muchísimo tiempo, nosotros, su familia, no supimos. Creíamos que estaba exhausto, pagando el precio de haber trabajado tan duro durante tantos años.

Luego, a los 67 años, mi padre, el hombre que siempre dijo que cuidaría a sus pacientes hasta cumplir 100 años, decidió que era tiempo de cerrar su práctica médica y mudarse a una cuadra de mí. "Será mejor para tu madre así", me explicó.

Sin embargo, para entonces no necesitamos preguntar por qué.

Sesenta y siete.

Les conté a unas cuantas personas de mi prueba genética. A diferencia de otras enfermedades, el Alzheimer no es una condición de la que a muchas personas les guste hablar. Es terriblemente estigmatizante, y yo temía en particular que la gente cuestionara mis capacidades o mi juicio si sabían. ¿Qué significaría esto para mi futuro profesional? Pero sí me desahogué con mi querida amiga y cuñada, que había escrito un libro sobre remisiones radicales de cáncer. Sabía mucho sobre nuevas formas de tratar la enfermedad. Dijo que hacía poco se había encontrado un artículo del doctor Dale Bredesen llamado "Reversión del deterioro cognitivo", sobre un protocolo que habían seguido 10 personas con deterioro cognitivo y/o Alzheimer, de los cuales nueve lo habían podido revertir. Me lo envió y, por primera vez, tuve esperanza.

Determinada a retrasar lo que asumí era el desarrollo inevitable de la demencia —pensando que era a lo más que podía aspirar—, decidí seguir lo mejor posible las recomendaciones que el doctor Bredesen le hizo a su primer grupo de pacientes. Pensé que no tenía nada que perder y si el protocolo me compraba tiempo con mi esposo y mis hijos, valdría la pena. Asimismo, el doctor Bredesen escribió en ese artículo que cada persona había sido "muy buena", pero no "perfecta", siguiendo el protocolo. Eso me motivó. Recuerdo pensar: "No perfecta, pero muy buena… Yo puedo hacer eso".

Y así, de un día a otro hice lo siguiente:

Cambié a una dieta de estilo mediterráneo, siguiendo los principios de la dieta MIND que encontré en línea (la cual es similar, aunque se creó para personas con demencia). Básicamente quité todos los azúcares y harinas "blancas". Dejé los alimentos procesados. Busqué comida orgánica. Comía casi puras verduras y frutas (en particular moras), huevo, pescado o pollo, y granos enteros nada más. Comía mucho aceite de oliva y disfrutaba aguacates y nueces.

Mi lista inicial de principios de alimentación, basado en parte en el protocolo y en parte en mi propia investigación, era la siguiente:

- Nada de alimentos procesados
- Nada "blanco": harina blanca, azúcar blanca, etc. (carbohidratos simples)... solo granos enteros
- Hojas verdes diario
- Otras verduras diario
- Moras diario (en especial moras azules)
- Café diario (pero ser constante con la cantidad)
- Nueces y semillas diario
- Aceite de coco/aceite de TCM diario (lo agrego a mi café y lo uso para cocinar)
- Aguacate con regularidad
- Una copa de vino algunos días, tinto o blanco
- Chocolate amargo está bien
- Huevos están bien
- Un poco de lácteos está bien: yogur griego natural, leche baja en grasa
- Carne roja limitada y ocasionalmente
- Queso limitado y ocasionalmente
- Pescado/aves está bien: pescado una vez a la semana por lo menos, de preferencia salmón
- Eliminar comida rápida, bizcochos, dulces, mantequilla y crema

Desde entonces he mejorado la dieta, reduciendo todavía más los granos y los azúcares naturales. Pero así es como empecé. Definitivamente no soy perfecta, aunque me gusta pensar que sí tengo un sello por ser "realmente buena". Y aunque me encanta el helado (que sí me doy el gusto de comer de vez en cuando), me gusta más mi mente, así que me ayuda a mantener el rumbo.

Aprendí a ayunar. Empecé con 12 horas al día, dejando de comer después de cenar y no comiendo nada hasta después de que hubieran pasado 12 horas. Fue difícil al principio. Me encantaba mi *latte* (con un poco de azúcar) en la mañana mientras llevaba a los niños a la escuela, pero cambié a té negro o de fruta sin endulzar. Durante los primeros meses tenía mucha hambre las últimas horas del ayuno, pero después se ajustó. También seguido quería hacer trampa en la noche y comer algo, pero casi nunca me lo permitía. Ayunar ahora se ha vuelto mucho más fácil y es solo una parte más de mi rutina diaria. Ahora dura más; por lo general 13 o 14 horas. Eso significa que intento dejar de comer unas horas antes de irme a la cama y no vuelvo a comer hasta que hayan pasado 13 o 14 horas.

Empecé a hacer ejercicio casi diario, entre 30 y 60 minutos. Si solo eran 30 minutos, me aseguraba de que fuera vigoroso. El ejercicio siempre había formado parte de mi vida, pero no de manera consistente. Busqué en Google información sobre ejercicio y el ApoE4, y descubrí un estudio que mostraba cómo las personas con presencia de ApoE4 que hacían ejercicio vigorosamente por lo menos 30 minutos al día, cuatro a seis días a la semana, mostraban una disminución del volumen cerebral del hipocampo a lo largo de muchos años, en comparación con quienes carecían del gen (envejecimiento normal). En cambio, quienes tenían el gen y no hacían ejercicio perdían volumen cerebral a una velocidad mucho más precipitada. No tenía opción. Hacer ejercicio vigoroso (cinco o seis días a la semana) era mi nuevo trabajo. No era opcional.

Traté de hacer ejercicio "en mi ayuno". Estudié cómo mi cerebro, debido al ApoE4, no procesa la glucosa adecuadamente en la mediana edad y más allá, pero que las cetonas, liberadas en el ayuno y en el ejercicio, podían servir como una fuente de alimento alternativo para mi cerebro. Para maximizar la producción de cetonas traté de hacer ejercicio antes de terminar el ayuno tan seguido como mi agenda lo permitiera, por lo menos unas cuantas veces a la semana. En ocasiones eso implicaba tener que levantarme más temprano de lo acostumbrado, pero hice lo que tenía que hacer.

Mejoré mi sueño lo más que pude, tratando de dormir por lo menos siete u ocho buenas horas. Oscurecí mi recámara y la refresqué. Hice que dormir fuera una prioridad, me iba a la cama temprano, a veces acostándome antes que mis hijos. Por su parte, ellos aprendieron a no molestarme después de que yo me despidiera por la noche. Empecé a tomar melatonina y magnesio antes de dormir, y L-triptófano por si me despertaba en la noche.

Introduje suplementos a mi dieta. Empecé con los "básicos", los que el doctor Bredesen les recomendó a todos los del grupo inicial: aceite de pescado, curcumina, B_{12}, D, probióticos y ácido alfa-lipoico. Más adelanté empecé a incorporar otros poco a poco, uno a la vez, para ver qué efecto tenían en mí y ajustarlos (¿me provocaban sueño?, ¿me daban náuseas?): ashwagandha, *Bacopa monnieri*, citicolina, CoQ10 (ubiquinol), complejo de vitamina B (los días que no tomaba B_{12}). Luego agregué pregnenolona, NAC (para la resistencia a la insulina), vitamina C, zinc y manganeso cuando supe qué deficiencias tenía y qué podría beneficiarme específicamente.

Dos años después empecé a tomar hormonas bioidénticas —estrógeno y progesterona— para ayudarme con los síntomas de la menopausia y mejorar mi sueño, además de los beneficios cognitivos que pudieran conferir. Pero esto no es algo que hiciera inicialmente, por una variedad de motivos personales para mí.

El doctor Bredesen también recomendó al grupo inicial que se enfocara en desestresarse y estimular su cerebro. Sí traté de ser más consciente sobre qué me estresaba y limitar esos estresores. Y traté (aunque sin mucho éxito) de encontrar tiempo para meditar o respirar con calma. Pero en el inicio no podía realmente descubrir cómo limitar el estrés en más de una manera atenta. En cuanto a la estimulación cerebral, probé la aplicación llamada Lumosity, pero la encontré tan difícil que me desanimó. Lo que no sabía en aquel entonces era que mi cerebro mejoraría y que, al hacerlo, la parte del protocolo de estimulación cerebral se volvería más divertida.

Empecé el programa a finales de abril de 2015. Saber que tenía el gen ApoE4, a la par de ver el deterioro de mi padre, me dio la fuerza y la determinación para ceñirme a él. Sabía que mi vida dependía de ello. Dicho lo cual, no tenía absolutamente ninguna expectativa de ver mejoras. Como resultado, cuando las mejoras llegaron (que se dieron con creces), me tomaron enteramente por sorpresa.

Me adelanto tres meses, a julio. Un día, a la mitad de una clase de ejercicio, miré a mi alrededor y de pronto me di cuenta de que en realidad reconocía a algunas personas. Es más, *sabía* que las conocía. Nunca había tenido esa sensación en la clase antes. De hecho, por lo general me sentía avergonzada de saludar a otros porque nunca estaba segura de conocerlos.

Me adelanto dos meses más, a septiembre. Asistí al día de los padres en la escuela de mis hijos. Era un día que me provocaba ansiedad en particular porque no estaba segura de quiénes eran las personas o si *debería* conocerlas (a menos que usaran un identificador). En aquella ocasión, sin embargo, me divertí. No solo reconocía a las personas, sino que sabía que las conocía, y disfruté acercarme con algunos y entablar conversaciones.

Me adelanto otro mes, a octubre. Mi verdadero despertar. En un periodo entre cuatro y seis semanas, otros cambios se suscitaron, uno tras otro. Literalmente de un día a otro, sentí que me despertaba más, como si se elevara una capa de niebla de mi cerebro. Empecé a sentirme mucho más ágil mentalmente. Estaba mucho más alerta en las juntas y en conversaciones. Mi comprensión de lectura y mi memoria mejoraron enormemente. De pronto, en verdad *quería* volver a leer, *quería* aprender. Luego, un día, noté que estaba usando palabras mucho más sofisticadas para explicarme: petulante en lugar de gruñón; fastidioso en lugar de exigente; belicoso en lugar de agresivo.

Asimismo, durante ese tiempo, mi "fatiga de las cuatro de la tarde" se disipó. Antes de eso, me daban miedo las horas entre las 4:00 y las 10:00 p. m., cuando mis hijos me necesitaban más, pero cuando mi mente simplemente estaba demasiado cansada. De pronto (y en verdad se sintió repentino), mi mente estaba alerta hasta la hora de acostarme. ¿Ayuda con la tarea? ¡No hay problema! ¿Viaje de último minuto al supermercado en la noche? ¡Seguro! Caí en cuenta de que esa "fatiga de las cuatro de la tarde" había aparecido con tal lentitud, tan insidiosamente, que no la reconocí por lo que era: el acecho de la demencia.

Mi memoria empezó a mejorar también. Ya no necesitaba que mis hijos me dejaran esos recordatorios en pedazos inmensos de papel en la cocina. Podía mantener mi propia agenda, y en varias ocasiones en mi cabeza. De igual forma, me sentí más en control y confiada al manejar. Se asentó una calma en mí. Empecé a disfrutar conversaciones largas y complejas, y películas complicadas. Incluso noté que, cuando bebía café en la mañana, sentía de nuevo el efecto de la cafeína.

Por aquel entonces, un día me senté a escribir algo y noté dos cosas. Una, que podía teclear muy rápido. De pronto mis dedos volaban encima del teclado, así como había sido 20 años atrás. Y dos, descubrí que podía *escribir*. Tenía ideas. Y fluían.

En aquel momento supe que había vuelto.

Poco después, a principios de diciembre, repetí la batería de pruebas cognitivas de horas. Los puntajes bajos de mi primera prueba saltaron de promedio o inferior al promedio, a los percentiles más altos. El neurólogo que me hizo la prueba me dijo que, dada la dramática mejoría, podía decir que, si bien antes me encontraba en una etapa temprana de deterioro cognitivo, definitivamente me había recuperado.

No pasa un día desde que me senté en el consultorio de ese médico que no piense en el doctor Bredesen y le dé las gracias. Su protocolo me salvó la vida. ¿Cómo puedes agradecer de forma adecuada algo así?

Desde entonces me he mantenido fiel al protocolo, y planeo hacerlo el resto de mi vida. Cuando mi agenda (viajes, enfermedades) ha interferido de alguna manera con el protocolo, noto un cierto retroceso hacia ese pensamiento confuso. Pero redoblar mi esfuerzo cada vez me llevó hasta donde estoy ahora.

Seguir el programa no siempre es fácil. Cada aspecto requiere deliberación, consistencia y determinación. Requiere autoaceptación de la imperfección porque no creo que nadie pueda seguir perfectamente todo el tiempo. También creo que ayuda empezar tan pronto como puedas. Dado que yo estaba en las primeras etapas del deterioro, me fue relativamente fácil ajustar mis hábitos y cambiar mi estilo de vida. Al final, creo que tener éxito en el protocolo requiere encontrar un apoyo amoroso, ya sea de una pareja o de un familiar o amigo. Yo tengo la bendición de contar con mi maravilloso marido que me apoyó desde el día uno. Él hace ejercicio conmigo y me anima a permanecer en curso con la dieta y el ayuno, y a dormir mis horas. Le doy las gracias todos los días.

Desde ese "despertar" inicial, también experimenté otras mejoras en mi funcionamiento cognitivo, algunas sutiles, pero, aun así, significativas para mí. No tengo duda de que he vuelto a ser yo cuando tengo juntas y diálogos. Los libros y las películas complejas (¡me encanta *Puente de espías*!) son un placer ahora. Mantener una conversación ya no es "laborioso" y definitivamente no necesito repetir en mi cabeza lo que quiero decir por miedo a que se me olvide. Me siento ágil y analítica otra vez.

Mi problema de reconocimiento facial sigue siendo cosa del pasado. Mi español hablado volvió al punto donde estaba y fue impresionante que parte del chino y el ruso que había aprendido también volviera, a veces en oleadas de palabras. De igual manera, otra vez soy muy buena para moverme por lugares nuevos. Los lugares desconocidos ya no son enredos de calles, como rompecabezas que tuviera que descifrar. Y en definitiva puedo recordar todos mis pendientes, fechas y citas. Me daba tanto pánico olvidar algo —recoger a alguien de la escuela, una cita con un médico, hasta un vuelo—, pero ese estrés ha desaparecido.

Fue más o menos una semana después de empezar a seguir el protocolo cuando descubrí que ya no podía leer música. Sin embargo, después de dos años en el programa, me siento de nuevo al piano. Curioso, coloco una partitura y como por arte de magia todas las notas tienen sentido. Es difícil describir cómo se siente ver la música que antes me era imposible leer y darme cuenta de pronto que es completamente legible sin necesitar un solo minuto para volver a aprenderlo. Ahora, tocar el piano sirve como desestresante y estimulación cerebral al mismo tiempo.

Al recordar, ahora puedo ver que lo que yo (y mi padre antes de mí) enfrenté en la mitad de mi vida fueron síntomas claros de demencia temprana: "ceguera" facial incremental; "fatiga de las cuatro de la tarde"; ansiedad por agendas y citas (y a veces perderlas); una pérdida gradual de interés en la lectura, las películas y las conversaciones complejas; una disminución gradual de la claridad y la velocidad del pensamiento; una disminución gradual de vocabulario; problemas intermitentes para buscar palabras; desliceses con el lenguaje; ansiedad por manejar y problemas para orientarse; dificultad para recordar pendientes; una pérdida de lenguajes extranjeros y habilidades musicales, y alteraciones del sueño. Había un patrón. Solo no lo vi.

Revertir mi deterioro me enseñó qué tanto de lo que había aprendido, ya sea en cuanto a lenguaje o música o vocabulario, seguía en mi cerebro. Pero no tenía acceso a la información. No había perdido la capacidad de leer música o hablar otro idioma. No había olvidado mi vocabulario sofisticado. Solo no podía acceder a esa parte de mi cerebro donde estaban codificadas esas habilidades y esas palabras. Otras habilidades, como el reconocimiento facial o la navegación, la memoria a corto plazo y el pensamiento rápido, volvieron sin esfuerzo, como si nada más me hubiera hecho falta el combustible cognitivo necesario.

Varias veces me senté junto a mi padre cuando estaba en las últimas etapas del Alzheimer, sostuve su mano y me pregunté qué estaba todavía en el interior de su cerebro. ¿Sus palabras y sus recuerdos realmente habían desaparecido? ¿O simplemente no podía acceder a ellos, como yo?

Más o menos dos años antes de que muriera, mi padre ya no me podía reconocer. Se le olvidó que tenía una hija y no sabía mi nombre. Pero varias veces lloró al verme y siempre me dijo que me amaba. No podía evitar preguntarme qué significaba que sus secuencias cognitivas parecieran intransitables, pero que sus secuencias emocionales aún funcionaran. ¿Esto le daba acceso a esa parte de su cerebro donde guardaba los recuerdos, provocando una respuesta emocional, aunque no cognitiva? Luego, días antes de morir, y ya reducido a un vocabulario funcional de unas cuantas palabras, mi padre vio un póster en la pared y dijo: "¡Ése es Einstein!". Y lo era. De alguna manera, en el dramático desenlace de su vida, mi padre encontró el combustible para conectar con su recuerdo de un hombre llamado Einstein.

Cualquiera que ha atestiguado el Alzheimer lo sabe: la crueldad de la enfermedad es extrema, desde el aterrador desmoronamiento mental, hasta la devastación física que conlleva. Puede durar años y años y años. El sufrimiento de mi padre duró más allá de lo que podrían expresar las palabras, más allá de explicaciones, y me atormenta cada día. Al final, todo lo que mi papá quería era volver a Buffalo, como su madre, para alejarse del dolor. Si tan solo eso hubiera ayudado.

Nadie debería tener que sufrir como le sucedió a mi padre. Nadie.

Sé que se sentiría aliviado de saber que, finalmente, el ciclo de Alzheimer en nuestra familia se rompió. Se hubiera puesto tan contento al saber que puedo seguir un protocolo que previene e incluso revierte la enfermedad, y que sus nietos también podrán. Siempre se preocupó más por otros que por sí mismo, y esto fue cierto incluso hasta el último momento. Pero, ay, cómo desearía que él también hubiera podido seguir el programa.

Y sé algo más. Mi padre hubiera querido que compartiera nuestra historia, que hiciera todo lo posible por ayudar a otros. Así que le debo a él y a su legado el hacerlo. Es lo menos que puedo hacer.

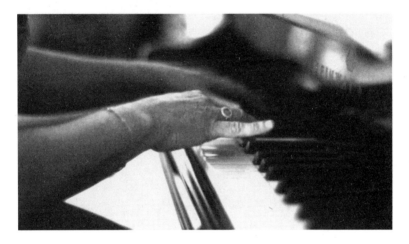

Comentario

Estoy muy agradecido con Deborah por compartir su historia con todos. Es a la vez emotiva y triunfante. Su historia ilustra varios puntos importantes, comunes para muchos pacientes. Primero, notó cambios cognitivos muy claros en sus cuarentas. Las investigaciones muestran que los cambios cerebrales de la enfermedad de Alzheimer, reflejados en cambios en el fluido espinal y la imagenología amiloide, empieza alrededor de 20 años antes de un diagnóstico, así que, lo que solíamos considerar una enfermedad de los 60, 70 u 80 años, ha resultado ser un padecimiento que comienza en realidad en los cuarentas...

y a veces antes para algunas personas. Segundo, no solo puede volver la capacidad de crear nuevos recuerdos, sino que los viejos, al parecer perdidos, pueden regresar también: en el caso de Deborah, su habilidad para tocar el piano y para hablar otros idiomas. Tercero, la capacidad cognitiva de Deborah no se estancó después de unos meses, sino que siguió mejorando con el tiempo y con la continua optimización de su protocolo personalizado.

Por desgarradora que sea la historia de Deborah en relación con su padre y su abuela, es una historia de esperanza para ella, sus hijos y las futuras generaciones de su familia. Yo espero ver el día en que cada familia pueda tener la certeza de que la enfermedad de Alzheimer nunca volverá a ensombrecer su hogar.

Capítulo 3

La historia de Edward. Dejando atrás el Alzheimer

¿Es este el final prometido?

WILLIAM SHAKESPEARE, *Rey Lear*

¿Cómo se siente que te digan que tienes Alzheimer? ¿Qué es lo que te cruza por la mente, qué imágenes de tus hijos y tus nietos, de las pasiones y los logros de tu vida, de tu júbilo y tus remordimientos? No lo puedes saber hasta que lo experimentas.

Alzheimer... ¿existe una palabra más temida? Incluso con el cáncer, hay muchos ejemplos de sobrevivientes, pero cuando se trata de Alzheimer, todo se ve gris. Era 2003 y me acababan de decir que tenía inicios de Alzheimer. Pero me estoy adelantando. Me llamo Edward, y si me recuerdas de *El fin del Alzheimer*, entonces leerás mi versión de la historia: crecí en la costa noroeste del Pacífico y fui a la universidad con una beca deportiva. (Por fortuna, no tuve contusiones relacionadas con el deporte, pero en una ocasión sí me caí de cara contra el hielo, perdiendo brevemente la conciencia).

Durante mis años de universidad me interesé mucho en las profesiones de salud, terminé haciendo una maestría y después establecí mi propia práctica. Las cosas iban de maravilla hasta que llegué a los cuarenta, cuando algo inusual empezó a suceder: me exasperaba en ocasiones con mi personal; seguido me parecía que estaban en otra página. Como descubrí después, cada que me enojaba con alguien por decirme que ya me habían comentado algo antes, y yo decía: "Es la primera vez que escucho de esto", subían los ojos furtivamente. Algunos empezaron a quejarse con mi esposa, que trabajaba conmigo, porque solía olvidar algo que ya me habían dicho. En retrospectiva, era un aviso de lo que vendría.

Estos esporádicos problemas en la oficina siguieron hasta mis cincuenta, pero todavía podía realizar mi trabajo con efectividad. Sin embargo, a finales de mis cincuentas, viajé a Europa con muchos parientes y amigos para un evento, y algo había cambiado: estaba estresado, estaba cansado y sencillamente no lograba organizar las actividades como debiera. No podía hacer varias cosas al mismo tiempo, como llevaba años haciendo. Algo estaba muy mal, y llamé a un amigo cercano para pedir su ayuda.

Cuando volé de vuelta a Estados Unidos, regresé al gimnasio para hacer ejercicio. Me quedé mirando mi casillero ¡y me di cuenta de que no tenía ni la menor idea de cuál era la combinación! Solo me había ido dos semanas… ¿Cómo era posible que se me hubiera olvidado la combinación de un casillero que usaba tan seguido? No tenía sentido. Me rompí la cabeza, pero no logré recordar la combinación y tuvieron que cortar el candado. Ahí supe con seguridad que algo tenía que estar mal.

Sabía que era necesario evaluar ese lapso de memoria, en particular porque mi padre había desarrollado demencia, pero yo dirigía un departamento grande y quería que mi evaluación fuera anónima; por lo menos por ahora. Busqué en mi mente información de cualquier cosa benigna que pudiera estar causando mis problemas recientes. ¿Estrés? ¿Depresión? ¿Quizá un problema metabólico, como diabetes o episodios de hipoglucemia? Sabía que una de mis colegas, una neuróloga experta, se iba a reubicar, así que la busqué para tener una plática confidencial. Me hice una tomografía por emisión de positrones bajo un seudónimo, esperando que el análisis no mostrara nada preocupante. Fue entonces cuando mi mundo, mi futuro, mis esperanzas y todo cambiaron: la tomografía mostraba un patrón muy común para enfermedad de Alzheimer. Mi colega neuróloga me dijo que tenía Alzheimer de inicio temprano y que no era más que "el principio de un viaje". Era un viaje que estaba muy renuente, y hasta horrorizado, de empezar, pero uno que, sabía, ya era inevitable.

Me refirió con un neuropsicólogo. Ahora que ya sabía qué estaba pasando, quería averiguar cuánta de mi capacidad cognitiva había perdido. En realidad, saqué buenos puntajes en estas primeras pruebas, así que el neuropsicólogo dijo: "Bueno, a lo mejor el patrón de tu PET es algo que has tenido toda tu vida; quizá no quiere decir que sea Alzheimer después de todo". Tanto él como yo sabíamos que no era el caso, pero fue útil y esperanzador escuchar cualquier otra cosa que no fuera un ineludible deterioro.

Llamé a mi exesposa, ya que sus dos padres habían muerto de Alzheimer y tenía una experiencia considerable con la enfermedad. Fue aterrador escuchar las historias. Extendí mi póliza de seguro. Pensé con cuidado. Me preocupaba mi hija joven. Escribí mi testamento.

Lidiaba con pensamientos suicidas, pero no quería dejarle esa carga a mi familia. Consideré un "accidente" orquestado a detalle (uno que también validara mi seguro de vida), pero reconocí que seguramente fracasaría. Evité decirle a mi familia qué estaba pasando, sintiendo que no tenía caso porque no había nada que se pudiera hacer. Decidí seguir trabajando todo el tiempo que pudiera.

En los siguientes dos años noté que mis habilidades matemáticas se deterioraban. Siempre había podido hacer cálculos mentales muy rápido, y esa capacidad había desaparecido. Cuando mi hija necesitó ayuda con matemáticas, contraté a un tutor, consciente de que en el pasado la pude haber ayudado sin ningún problema. Tenía problemas recordando cómo se escribía el nombre de uno de mis parientes. Las actividades mentales me dejaban exhausto. Sí pude conservar cualquier cosa que supiera hacer por repetición, pero todo lo que involucraba algo nuevo o cierto razonamiento me causaba problemas.

Probé tomar Aricept (donepezilo), pero no vi ninguna mejoría, y me preocupaba que alguien me viera con este medicamento, así que dejé de tomarlo. Me costaba trabajo resolver problemas con el personal y no podía lidiar con las variaciones de personalidades de una persona a otra. También perdí mi capacidad de priorizar: un foco que necesitara cambiar de pronto parecía tan crucial y urgente como un problema con mi personal. Varias veces olvidaba con quién había comido ese día.

Mi siguiente prueba neuropsicológica mostró un poco de deterioro, pero para mi sorpresa fue hasta cierto punto modesto, así que esperaba evitar un deterioro acelerado. Desafortunadamente, sin embargo, los análisis subsecuentes presentaron un deterioro significativo. El neuropsicólogo me dijo que no había manera de recuperarse del Alzheimer, así que debía cerrar mi consultorio. Busqué cualquier señal de optimismo o una esperanza en él —el mismo neuropsicólogo que antes me había dicho que quizá mi patrón de la tomografía era de desarrollo en lugar de deterioro—, pero no había nada. Quedó claro que mi deterioro se estaba acelerando y era irreversible.

Sufrí mucho después de oírlo decir que era tiempo de concluir mi vida laboral. ¿Qué iba a hacer? ¿Y por qué se estaba acelerando el deterioro?

Mi exesposa sugirió que fuera al Instituto Buck y hablara con el doctor Dale Bredesen, pero me sentía escéptico. Después de todo, ¿por qué tendría este tipo la respuesta que nadie más tenía? ¿En verdad había algo nuevo en el planeta? Con los "encabezados" que escuchábamos casi diario con "descubrimientos" para el Alzheimer, por supuesto que me sentía escéptico. No obstante, ya que no existía ninguna alternativa efectiva, pensé que por lo menos podía averiguar un poco más.

Entonces, a finales de 2013, conocí a Dale y repasamos los diversos factores que contribuyen al deterioro cognitivo que su equipo de investigación y él habían estudiado a lo largo de décadas, así como los emocionantes resultados iniciales que empezaban a ver al traducir los hallazgos de su investigación al escenario clínico. Aun a través de mi niebla mental galopante, pude entender la idea del "techo con 36 hoyos", el cual requiere más de un parche para resolver el problema. Cuando menos, pensé, el protocolo descrito podría ayudarme a estar más sano, así que, con tan poco que perder, ¿por qué no intentarlo?

Descubrí que tengo una sola copia de ApoE4, por lo que, de hecho, pertenezco a un grupo en alto riesgo de padecer enfermedad de Alzheimer. Descubrí que mi homocisteína era muy alta, en 18, mientras que debería estar abajo de 7 para minimizar la atrofia cerebral con la edad. Esto sugería que no había estado recibiendo suficiente vitamina B_6, folato y B_{12}. Mi vitamina D estaba baja, en 28, y mi pregnenolona estaba muy baja, con 6, cuando la cifra debería acercarse al 100. Mi zinc estaba bajo (en realidad, la mayoría de nosotros tenemos niveles subóptimos de zinc —alrededor de 1 000 millones de personas en el mundo—, en particular quienes toman inhibidores de la bomba de protones para el reflujo), mi cobre libre estaba muy alto y tenía señales de inflamación sistémica. Me di cuenta de que, metabólicamente hablando, tenía mucho que componer.

Conforme revisé la lista de los diversos factores que contribuyen al deterioro cognitivo —desde infecciones virales e inflamación, hasta resistencia a la insulina y varias exposiciones tóxicas, etcétera—, comprendí que probablemente yo mismo había contribuido a mis problemas cognitivos. Comía una dieta bastante básica, estilo Estados Unidos y Europa, baja en grasas buenas y alta en papas a la francesa; bebía con moderación, pero quizá no la mejor cantidad para alguien que lidiaba con problemas cognitivos; vivía una vida estresante, con un negocio próspero dividido en varias locaciones, y no dormía una cantidad óptima de horas, entre otros factores potenciales importantes.

Por otra parte, al menos estaba haciendo *algunas* cosas bien: hacía ejercicio casi todos los días y tomaba el antiviral Valtrex. Me preguntaba si el Valtrex quizá hubiera ayudado a desacelerar mi deterioro en los primeros años después de recibir el diagnóstico, aunque en aquel entonces no conecté los puntos y lo había estado tomando nada más para suprimir los ocasionales fuegos labiales del *herpes*.

En 2013 todavía no se había publicado nada sobre los resultados logrados con el protocolo del doctor Bredesen, pero me decidí a intentarlo con ayuda de mis seres queridos. Incluso cuando apenas empezaba, siendo una persona práctica, sabía que no debía tener altas expectativas. Por ende, aun iniciando el protocolo, me reuní con mi mejor amigo, los dos en un estado contemplativo. Estuvimos de acuerdo en que ambos habíamos tenido vidas espectaculares, aun cuando la mía se estuviera acabando.

En el transcurso de los meses siguientes me enfoqué en aplicar bien el protocolo: renové por completo mi dieta —salieron las papas fritas con todo y el alcohol, y entraron las ensaladas y los aceites, el ayuno nocturno y la dieta cetogénica abundante en verduras—, hice mucho ejercicio todos los días, mejoré mi descanso, disminuí mi estrés y tomaba una serie de suplementos destinados a optimizar mi neuroquímica. Cada mañana nadaba en agua fría o andaba largas distancias en bicicleta. Mientras aceleraba kilómetro tras kilómetro, pujando, más y más rápido, me empecé a preguntar: ¿podría en realidad dejar atrás el Alzheimer?

El primer cambio fue, de hecho, una *falta* de cambio. Un familiar notó que el deterioro cognitivo, que había estado progresando alrededor de 18 meses antes de comenzar el protocolo, se había detenido por completo. Ese fue un avance positivo. Luego empecé a notar un retorno de mis funciones cognitivas y cómo la niebla se desvanecía. Reconocía con más inmediatez los rostros de la gente en el trabajo, ya no olvidaba con quién había comido y comenzó a volver mi facilidad para las matemáticas. Cuando ya llevaba unos seis meses siguiendo el protocolo, era evidente que las cosas se estaban componiendo.

Antes de iniciar el programa, el neuropsicólogo me había indicado cerrar mi consultorio y empezar a dejar todo listo, pues era solo cuestión de tiempo que necesitara asistencia diaria. Ahora, un año después de haber mejorado, tenía una decisión muy distinta que tomar: ¿debería abrir otro consultorio además de conservar los otros? Después de considerarlo con tiento, decidí que sería una buena idea, y sí, este nuevo consultorio ha resultado ser un éxito.

Descubrí que el protocolo, el cual había sido un poco molesto al principio —cambiar tu comportamiento siempre lo es— se volvió progresivamente más sencillo conforme lo inserté en mi vida cotidiana. Se volvió una segunda naturaleza. Bueno, casi. Está bien, todavía hay ocasiones en que como papas a la francesa y bebo un poco de vino. Pero en su mayoría, vivía el protocolo. Y las cosas en el trabajo volvieron a la normalidad... ¡Imagínate eso!

Por supuesto, nunca supe cuánto tiempo iba a durar ese avance, pero casi siempre evitaba pensar en ello porque estaba muy ocupado viviendo mi vida de nuevo. Trabajé, viajé, me fui de vacaciones, pasé tiempo con mi familia y mis amigos, prosperé. Y la mejoría continuó.

Después de casi dos años, Dale sugirió que repitiera las pruebas neuropsicológicas cuantitativas para documentar el progreso que había experimentado. "Ay, esa es una sugerencia peligrosa", pensé. ¿Y si el neuropsicólogo me dice que esa "mejoría" que he notado —caray, que otros han notado también— simplemente es mentira? ¿Y si esto es un efecto placebo? Pero si lo es, no quiero saber. Me destrozaría averiguar que todo ha sido un sueño y seguramente comprometería mi funcionalidad en el futuro. Además, el neuropsicólogo siempre había sido un tanto pesimista (no es de extrañar, por supuesto, dados sus años de experiencia con pacientes de Alzheimer). Así que, por mucho que comprendiera la necesidad de determinar la eficacia del protocolo, no quería perturbar mi rutina en curso.

No obstante, finalmente me convencí de repetir las pruebas, dado que al final podría ayudar a otros a saber si el protocolo que yo —y otros como yo— había aplicado era efectivo o no. Con cierta renuencia, volví a finales de 2015 para más análisis; alrededor de dos años después de comenzar con el programa. De la misma manera que se dio en las sesiones anteriores, pasé horas con el neuropsicólogo mientras analizaba todos los aspectos de mi funcionamiento cerebral. Contuve el aliento esperando los resultados…

Para mi gran alivio, ¡los resultados fueron excelentes! Las cifras habían mejorado de una manera impresionante. De hecho, el neuropsicólogo señaló que no había visto una mejora similar en pacientes con Alzheimer en todos sus años de práctica. No solo mejoraron mis cifras de memoria, sino la velocidad de procesamiento —en pocas palabras, una medida de qué tan "joven" funciona mi cerebro—. Así que, de acuerdo con los análisis, en realidad tenía un cerebro que actuaba como si fuera más joven de lo que había sido en el pasado.

Ahora llevo más de siete años en el protocolo y las mejoras continúan hasta hoy. Sí, en ocasiones se me olvida algo, pero a todos nos pasa, ¿no? Estoy a la mitad de mis setentas, trabajando y funcionando igual de bien. Estoy muy agradecido de haber podido ver a mi hija crecer hasta convertirse en una dama realizada, y estoy agradecido por el tiempo que he pasado con mi familia.

Comentario

Los hombres representan alrededor de un tercio de los pacientes con Alzheimer, y los hombres con una presencia de ApoE4 suman 20% de todos los pacientes con Alzheimer. Edward siguió un trayecto que se ve todo el tiempo: un deterioro lento a lo largo de varios años, seguido de un deterioro acelerado. Tuvo sus primeros síntomas claros durante un periodo de mucho estrés, lo cual es otra característica común. Su genética mostraba que era miembro del grupo de alto riesgo de personas con ApoE4 positivo y su tomografía PET confirmó el diagnóstico de enfermedad de Alzheimer.

¿Cómo se siente desfilar por una carrera exitosa, aún siendo relativamente joven y que te agarren desprevenido los síntomas, primero tempranos y luego progresivos, de la enfermedad de Alzheimer? Tristemente, Edward lo descubrió. Pero por fortuna, experimentó un retorno, una vuelta sostenida –ahora ya por siete años– de sus excelsas habilidades cognitivas. Dado que trabaja ayudando a muchos en una profesión relacionada con la salud, su éxito es una historia de éxito para miles.

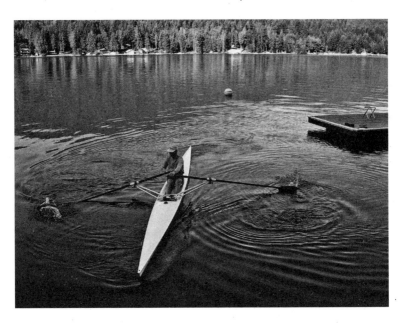

Capítulo 4

La historia de Marcy. Ayuda en caso de desastre

*Siempre intenté convertir cada
desastre en una oportunidad.*

JOHN D. ROCKEFELLER

Hola, mi nombre es Marcy y soy una psiquiatra jubilada de 79 años. Me gradué del Colegio de Médicos y Cirujanos de la Universidad de Columbia. He vivido en Westchester, Nueva York, con mi pareja de 20 años en una casa que construí en 1991. Tengo una linda hija y un yerno que viven a solo una hora de camino, con mis tres nietos. Mi talentoso y amado hijo murió a la edad de 29 años, en 2001.

Mi madre tuvo demencia por hidrocefalia. Murió a consecuencia de una caída después de una cirugía de derivación que había mejorado su demencia en cierto grado. Mi hermana mayor se quejaba con frecuencia de problemas de memoria. Ella murió a los 80 años por una rotura de aneurisma abdominal. Mi otra hermana mayor, de 82 años, también se ha quejado de problemas de memoria. Con frecuencia se cae porque dice que no puede recordar que está vieja y debe poner atención por si hay algo con lo que pueda tropezarse. Mi hermano más joven no tiene problemas de memoria.

Yo estoy muy ocupada todo el tiempo con un complicado trabajo de voluntaria de alto nivel y varios proyectos de activismo medioambiental y de salud pública.

En mi familia hay trastornos de aprendizaje. Yo los tenía en matemáticas, ortografía y gramática. De niña, en segundo año de primaria, tenía un tutor de gramática. En la escuela de medicina, mis discapacidades me hacían batallar con mis estudios, en particular en bioquímica y materias relacionadas con matemáticas. La misma perseverancia y el trabajo duro que se necesitan para sobresalir con problemas de aprendizaje me han ayudado a seguir al pie de la letra muchos aspectos del protocolo Bredesen.

Durante la escuela de medicina, mi entrenamiento y mi práctica gocé de una memoria excelente, hasta que cumplí cincuenta. Me mudé a Westchester, Nueva York, en 1991. En aquel entonces estaba construyendo mi propia casa y vivía en ella mientras todavía seguían aplicando muchos de los acabados tóxicos y las pinturas. Al mismo tiempo, empecé a notar que mi memoria no era tan buena como había sido.

En 2003, sin relación con lo de la memoria, participé en el estudio Carga Corporal de Mount Sinai/Commonweal, de tóxicos encontrados en el cuerpo. Descubrieron que tenía 31 químicos que afectaban mi cerebro y mi sistema nervioso.

Mis problemas de memoria me preocuparon lo suficiente en una visita a Canyon Ranch, en diciembre de 2006, que hice una prueba de memoria de una hora, la escala de memoria Wechsler, tercera edición (WMS-111). Los resultados para mi edad fueron del percentil 23 para memoria inmediata y del percentil 20 para memoria retardada. El psicólogo que hizo la prueba me recomendó buscar ayuda y hacer más análisis. Por fortuna, olvidé su consejo, pues no había nadie que pudiera revertir mi tipo de problema de memoria, hasta que el doctor Bredesen creó su protocolo.

Mi síntoma principal relacionado con la memoria era la incapacidad de recordar información nueva, como nombres, rostros, libros, periódicos, películas, obras de teatro, conferencias, nombres de restaurantes que visitaba con frecuencia y conversaciones basadas en eventos. Era como si la información se borrara mientras pasaba el filtro de mi cerebro. Por ejemplo, a menos que subrayara pasajes, podía leer las mismas páginas una y otra vez sin saber que ya las había leído. Era incapaz de recordar los nombres de los árboles y las plantas en mi propiedad, sin importar cuántas veces revisara las etiquetas.

Podía jugar golf por horas con alguien nuevo y luego verlo un mes después y no recordar ni su cara ni su nombre. De igual manera, no podía registrar los nombres de muchas personas con quienes había jugado a lo largo de los años, aun cuando conociera sus rostros. Incluso era difícil recordar la cantidad de golpes en cada hoyo, sin mencionar cómo hacer ciertos tiros. Aunque había jugado golf desde que tenía 10 años y me había vuelto muy buena, ahora era como si se me hubiera olvidado en parte cómo jugar.

La gravedad incremental de mi pérdida de memoria me hizo evitar algunas actividades que antes disfrutaba. Aparte del goce y el interés que se daba en el momento, la información no se quedaba fija.

Otros de mis síntomas de memoria provocaron problemas que variaron de caros a peligrosos en extremo. Cien por ciento del tiempo se me olvidaba poner dinero al parquímetro, a pesar de tener una montaña de multas. También se me olvidaba revisarme y al perro en busca de garrapatas, a pesar de vivir en el epicentro de la epidemia de Lyme y de haber contraído dos enfermedades transmitidas por las garrapatas: Lyme y erliquiosis. Se me olvidaba ponerme bloqueador, a pesar de haber tenido múltiples cánceres en la piel. Lo más peligroso era olvidar mirar en busca de peatones y bicicletas mientras manejaba por la ciudad de Nueva York. Estaba al borde de dejar de manejar. (Ahora me he vuelto una conductora segura de nuevo y ya recuerdo ponerle dinero al parquímetro en cada ocasión).

Otro síntoma raro de memoria era una amnesia casi total sobre detalles personales de mi vida, en particular de mi infancia. Solo podía recordar el nombre de un maestro antes de la escuela de medicina y un maestro en la escuela de medicina. Además, no podía recordar detalles de viajes o de juegos con mis hermanos, y tenía pocos recuerdos específicos de la vida de mis amigos.

Les mencionaba a mis amistades que tenía problemas de memoria. Un día, uno de esos amigos me dijo que había escuchado del doctor Bredesen y había leído uno de sus artículos de investigación. Mi amigo me dijo que, tal vez, él podría ayudarme. De inmediato encontré el artículo y vi que algunos pacientes con memorias peores que la mía habían mejorado, así que no vi ningún motivo por el que el protocolo del doctor Bredesen no pudiera ayudarme. Siendo médico, pedí los análisis de sangre yo misma y luego los llevé con un médico local de medicina funcional que me prescribió las vitaminas y los suplementos adecuados para baja tiroides, niveles alterados de estrógeno, progesterona y testosterona, poca vitamina D y B$_{12}$, y otras deficiencias.

Al seguir el protocolo por mi cuenta, el 9 de septiembre de 2016 fui a Pearl I del Centro Barlow para la Evaluación y el Tratamiento de la Memoria, en la Universidad de Nueva York, en Langone, y me hice una resonancia magnética y una tomografía por emisión de positrones, las cuales mostraban señales que podían ser consistentes con Alzheimer temprano. Mi hipocampo estaba solo en el percentil 16 para mi edad. El neurólogo de la universidad me ofreció Aricept (un medicamento que se prescribe comúnmente para la enfermedad de Alzheimer), pero lo rechacé. Aunque ayudaba con los primeros síntomas yo sabía que no alteraba el curso de la enfermedad.

El neurólogo no estaba familiarizado con el trabajo del doctor Bredesen, así que, comprensiblemente, no estaba interesado en el hecho de que yo siguiera su protocolo.

Después de este diagnóstico con la resonancia, el 20 de octubre de 2016 le envié un primer correo al doctor Bredesen. Necesitaba su ayuda porque no sabía cómo pedir algunos de los análisis que mencionaba en sus artículos de investigación y tampoco sabía cómo interpretar la resonancia. Por fortuna, me contestó de una manera muy amable y útil, y me empezó a guiar de muchas formas, incluyendo sugerir otros análisis y explicar los resultados. Finalmente, descubrí que tenía 33 análisis de sangre anormales, incluyendo Lyme y cinco metales pesados que encontraron en un análisis de estimulación de metales pesados. Por fortuna, el análisis genético de ApoE para el riesgo de Alzheimer era ApoE 3/3, lo que indicaba un riesgo común, en lugar del elevado asociado con el ApoE4.

Ahora que lo recuerdo, me sorprende haber estado solo un poco ansiosa por el diagnóstico de un posible Alzheimer temprano. La relativa falta de ansiedad se debió a que el doctor Bredesen me dijo que, si seguía su protocolo a detalle y sin cesar, era posible que nunca desarrollara la enfermedad, y le creí porque eso era lo que mostraba su investigación. También me daba cuenta de que el doctor Bredesen era un hombre honesto y sincero, con una inteligencia enorme, un conocimiento enciclopédico del cerebro y una profunda dedicación.

Por recomendación del neurólogo de la Universidad de Nueva York y siguiendo el protocolo Bredesen, pasé cuatro horas haciendo pruebas neuropsicológicas el 9 de noviembre de 2016, administradas por la doctora Elisa Livanos. La doctora Livanos dijo en su resumen: "A pesar de identificar una pérdida significativa en el volumen del hipocampo, como se muestra en la neuroimagen, los hallazgos de la evaluación no son consistentes con lo que se esperaría de un individuo con un proceso neurodegenerativo (es decir, enfermedad de Alzheimer afectando las estructuras del lóbulo temporal)".

Quedé encantada y aliviada con los resultados. Confirmaban mi propia impresión de mejora y me dejaban ver que el protocolo Bredesen, que ya había estado siguiendo durante ocho meses, estaba funcionando.

Me esforcé todavía más para seguir la dieta KetoFlex 12/3 y entrar en cetosis. Bajé seis kilogramos y quedé casi demasiado delgada. También aumenté la cantidad de ejercicio. Más tarde, el 7 de mayo de 2017, hice un análisis de estimulación de metales pesados realizado con DMSA (un medicamento que extrae los metales pesados de los huesos y el cerebro). Mostró que mi mercurio estaba en extremo elevado, lo mismo que mi plomo, cesio, arsénico y talio.

De niña había tenido una gran cantidad de amalgamas de mercurio y gradualmente las había reemplazado con incrustaciones de oro. Asimismo, había vivido en una casa vieja, construida en 1893, mientras estaban reemplazando las tuberías de plomo. A pesar de estar preocupada por la quelación (un tratamiento diseñado para disminuir los metales pesados), decidí que la haría. Esperaba bajar los niveles altos de mercurio y plomo, que podían estar jugando un papel importante en mis problemas de memoria.

Entonces, cuando los análisis de sangre indicaron que tenía enfermedad de Lyme y quizá micotoxinas de moho, el doctor Bredesen me refirió con la doctora Mary Kay Ross, una médica internista en Savannah, Georgia, experta en el protocolo Bredesen y el tratamiento para Lyme, moho y toxinas. Mi primera consulta con ella fue el 16 de febrero de 2017.

El 2 de abril de 2018 hice el análisis para toxinas no metálicas en el laboratorio Great Plains y reveló niveles superiores de cuatro toxinas: las que se encuentran en la tintorería, el barniz para uñas, los retardantes de flama y los pesticidas organofosforados. Aun cuando no uso pesticidas en mi propiedad, había estado expuesta a campos de golf durante años. Desde que recibí los resultados, dejé de usar barniz de uñas y tintes de cabello, y encontré un limpiador más "ecológico" que no usa "perc" (percloroetileno), un irritante respiratorio peligroso, una neurotoxina (asociada con la enfermedad de Parkinson) y un posible carcinógeno. También uso la menor cantidad de productos de limpieza y cuidado personal que puedo.

Antes de poder empezar la quelación el 3 de julio de 2018 ingresé al hospital por una fiebre de 39.3 °C, agotamiento extremo, muy pocas plaquetas y un bajo conteo de glóbulos blancos, lo que derivó en el diagnóstico de erliquiosis, una enfermedad transmitida por la garrapata. Recibí 24 horas de tratamiento intravenoso con doxiciclina y Zosyn, seguido de dos semanas de doxiciclina oral. Este tratamiento mató dos pájaros de un tiro, ya que al parecer eliminó de inmediato la erliquiosis, pero también se deshizo de un rezago de la enfermedad de Lyme, así que *al fin* tenía la energía para hacer más ejercicio aeróbico, el cual tuvo un papel central en la curación de los demás pacientes del doctor Bredesen.

Después de que se recuperaran de la erliquiosis mis enzimas hepáticas y recibiera varias dosis de glutatión intravenoso (crucial para la desintoxicación) para corregir un nivel anormalmente bajo, estaba lista para empezar la quelación por los niveles superiores de mercurio y plomo que había descubierto antes, en el preanálisis con 500 mg de DMSA.

Después de dos rondas de quelación, mis niveles de mercurio bajaron drásticamente de 27 mcg/g en el análisis antes de la quelación, a una cifra normal de 2.4. El plomo disminuyó de 18 en el análisis antes de la quelación a 5.7 (lo normal para el plomo es inferior a 2). También hubo una reducción de mis otros metales pesados y el aluminio casi desapareció. Mi excelente doctor, Sallie Minniefield, médico adjunto del Centro Schachter de Medicina Complementaria, en Suffern, Nueva York (ahora tristemente cerrado), dijo que era el mejor resultado que había visto en 25 años haciendo quelaciones.

Método de quelación

Tomé 100 mg de DMSA tres días seguidos, lo dejé una semana y realicé cinco ciclos antes de volver a hacer el análisis. En la cuarta quelación de la primera ronda presenté síntomas claros de volver a olvidar información nueva en índices impresionantemente elevados, así que bajé la dosis de DMSA a 50 mg para la quinta y última quelación. (La forma como se drenaba la información a través de mi cerebro con una rapidez alarmante por tomar demasiado DMSA confirmó que mi síntoma principal al perder información nueva de mi mente estaba relacionado de alguna manera con una cifra alta de mercurio o plomo extraído por la quelación hacia mi torrente sanguíneo).

El 12 de octubre de 2018 la resonancia magnética y la subsecuente tomografía PET mostraron que no había "ninguna atrofia específica o hipometabolismo presente para sugerir un proceso neurodegenerativo". El neurólogo estaba en extremo impresionado de que las señales de neurodegeneración hubieran desaparecido. Yo estaba extasiada. Le llevé al mismo neurólogo una copia del libro del doctor Bredesen y quedó tan contento e interesado al recibirlo que me lo agradeció tres veces.

El 3 de septiembre de 2019 tomé 500 mg de DMSA y seis horas después hice un análisis para corroborar si mis niveles posquelación permanecían estables, pero desafortunadamente descubrí que mis niveles de plomo habían subido a 7.9 y mi mercurio a 8.9, también con un incremento significativo, lo que implicaba la necesidad de hacer más quelación si consideraba que el balance costo beneficio hacía que valiera la pena.

En noviembre de 2019 estaba increíblemente animada y feliz de recibir la gran noticia de que el volumen de mi hipocampo, una zona vital para la formación de recuerdos y el área más afectada por el Alzheimer, había tenido un aumento dramático desde 2016: de 54% y luego 50% en 2017, a 60% en 2019. El doctor Cyrus Raji, un neurorradiólogo, leyó las tres resonancias usando un programa de computadora llamado Neuroreader.

En noviembre de 2019 me fui a Seattle a ver a la doctora Ross y conocí a su excelente equipo del Instituto de Investigación de Salud Cerebral. Todos han sido muy atentos, en particular ella; la consultora de salud, Kerry Mills, y el entrenador físico, Corwin Patis. Corwin tiene un método único para abordar el entrenamiento de la mente al mismo tiempo que el del cuerpo.

Por último, en mayo de 2020 me diagnosticaron apnea del sueño leve en un estudio de sueño en casa. El índice de apnea-hipopnea te dice cuántas veces dejas de respirar cada hora, y debería ser menos de cinco. Por desgracia, yo marcaba 10.5, pero después de dos meses de tratamiento con CPAP, volvió a un normal uno o, a veces, dos. El estudio de sueño me lo sugirió el doctor Bredesen, ya que la apnea es un factor común que contribuye a los problemas de memoria y del volumen reducido del hipocampo. Tengo la aplicación DreamMapper conectada con mi máquina Philips CPAP, así que cada mañana puedo ver la cantidad de apneas (cuando dejo de respirar) y de hipopneas (cuando mi respiración se desacelera demasiado) que ocurrieron la noche anterior. También es útil Naväge, un tipo de irrigación nasal relativamente sencilla y rápida que alivia mi congestión nasal provocada por las alergias, que contribuye a mi apnea del sueño.

Cuando les he intentado contar a mis amigos de mis problemas de memoria, la gente no ha aceptado que tengo un grave problema de memoria o no ha aceptado la posibilidad de que haya desaparecido en un carácter permanente (a excepción de mis amigos más cercanos y mi familia), a pesar de las múltiples formas en que ha afectado mi vida. Ambas reacciones me dejaban ansiosa, amenazaban la confianza y la esperanza que necesitaba para trabajar diario en el programa. El apoyo del doctor Bredesen y la doctora Ross ha sido esencial para mi continuo avance. Ha compensado sobre todo el no poder compartir mi lucha diaria con un problema severo de memoria y con ceñirme al protocolo. La ayuda de unos cuantos amigos y el apoyo de mi pareja también ha sido crucial.

Aparte de la dieta KetoFlex 12/3, el ejercicio, los suplementos, la quelación, el tratamiento para enfermedad de Lyme y erliquiosis, y el uso de la máquina CPAP, lo único que más me ha ayudado es el entrenamiento cerebral de BrainHQ. He jugado cada mañana durante los últimos tres años, en promedio 40 minutos al día, y he perdido menos de cinco días. También sigo mi porcentaje de progreso y la etapa y el nivel de cada juego con detenimiento para asegurarme de no estar dando pasos para atrás. La diversidad de los juegos evita que me aburra. Me obligo a dejar de jugar después de 40 minutos, y salgo a hacer aerobics ahora que mi energía regresó al deshacerme de la enfermedad de Lyme.

Cuando empecé a jugar BrainHQ, estaba en el percentil 20 para mi edad, pero ahora estoy en el percentil 89 para alguien de 79 años.

El doctor Bredesen me explicó que BrainHQ tiene décadas de investigación cerebral detrás, y estoy segura de que ayuda a despertar las sinapsis de mi cerebro cada mañana. También estoy segura de que jugar ha mejorado mi conducción, así que volví a ser una buena conductora. También creo que ha tenido un papel importante en el aumento del tamaño de mi hipocampo y en la mejora integral de mi memoria.

También me ha ayudado el juego Elevate, que es distinto, pero útil para la vida cotidiana. Cuando apenas empezaba a jugar, perdí en el juego de recordar nombres más de 100 veces antes de ganar. Ahora estoy en el percentil 93.7. Mis repetidos fracasos con los juegos ilustran el tipo de perseverancia necesaria para hacer un avance real.

En el último año empecé a jugar CodyCross en línea, un juego de crucigramas sencillo y nada frustrante. También empecé a jugar Boggle con mis nietos, de seis y ocho años, en línea. Me ganan todo el tiempo y su velocidad cerebral es mucho mayor, pero estoy mejorando poco a poco y mientras me divierto, sobre todo durante la pandemia de covid, cuando fue más difícil verlos.

Ahora me siento muy afortunada de que mi vida diaria no se haya visto afectada por mis cuestiones de memoria. Estoy en extremo alerta, enfocada y pienso con más nitidez, además de que puedo recordar lo que la gente me dijo semanas atrás. Puedo hacer mi trabajo de voluntariado con mayor efectividad. Mi golf volvió y puedo recordar mi cantidad de swings y cómo hacer ciertos tiros especializados. Mi pareja, que antes describía mi memoria como "un desastre", dijo más tarde que ya había mejorado hasta donde no era más que "mala a secas". Ahora dice que "tengo la mente de una trampa de oso"... ¡Todo un progreso desde donde empecé!

Ciertos datos todavía se borran al "drenarse" de mi cerebro, pero muchos menos, y espero que continuar con todas las partes del protocolo, mantener mi cetosis y bajar mis niveles, aún elevados, de mercurio y de plomo resuelvan todavía más ese problema. Pero incluso si ya no mejoro más, puedo vivir felizmente el resto de mi vida después de haberme alejado del borde de la enfermedad de Alzheimer.

Por supuesto, estaré eternamente agradecida con el doctor Bredesen por su programa espectacularmente efectivo, el cual salvó mi mente.

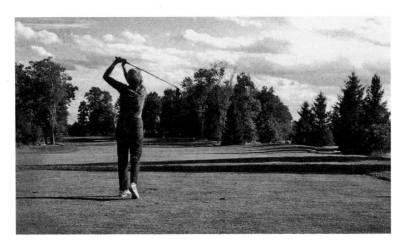

Comentario

Los problemas y las tribulaciones de Marcy nos recuerdan de nueva cuenta que, por lo general, muchos factores diferentes conspiran para que se dé un deterioro cognitivo, y el conjunto de esos factores es distinto para cada persona. Marcy tenía deficiencias en numerosos nutrientes y hormonas, así que presentaba características de un Alzheimer tipo 2 (atrófico), y atendió esta problemática con éxito. Sin embargo, con análisis adicionales resultó que también había estado expuesta a múltiples toxinas (Alzheimer tipo 3), desde metales como el mercurio hasta toxinas orgánicas y biotoxinas.

Vale la pena hacer referencia a lo que dijo Marcy de que quizá estuviera expuesta a toxinas jugando golf. Varios médicos han comentado algo llamado "síndrome del campo de golf"; es relativamente común que personas que viven en campos de golf o pasan mucho tiempo en ellos se quejen de tener deterioro cognitivo. Bien puede resultar no estar relacionado con los campos de golf mismos, de hecho el golf es un ejercicio maravilloso, y el ejercicio es una medida preventiva importante del deterioro cognitivo. No obstante, solo para estar seguros, si pasas largos periodos en un campo de golf o cerca de alguno, por favor analiza tus niveles de toxinas, incluyendo pesticidas tóxicos.

Además de las toxinas encontradas, resultó que Marcy también había estado expuesta a la *Borrelia* (el organismo de la enfermedad de Lyme) y a la *Ehrlichia*, ambas inyectadas durante la mordedura de la garrapata. Tales organismos pueden vivir muchos años en nuestro cuerpo, y en la mayoría de los casos no se diagnostica. Es la constante "guerra fría" con estos patógenos de larga duración, como *Herpes, Borrelia, Ehrlichia* y *Babesia*, lo que promueve la respuesta protectora del amiloide asociado con el Alzheimer, ya que el amiloide mata los microorganismos.

A pesar de sus infecciones, la resonancia magnética más reciente de Marcy mostró un aumento en el volumen de su hipocampo, lo que embona muy bien con su mejora cognitiva. Aunado a ello, su tomografía de seguimiento también reflejó un avance y ya no se sentía compatible con enfermedad de Alzheimer.

Ahora que Marcy ha revertido su deterioro cognitivo, la clave es continuar con la optimización para incrementar el mejoramiento que ya disfruta. ¿Ha faltado atender algún factor que propicie el deterioro? ¿Puede lograr un nivel óptimo de cetonas? ¿Es sensible a la insulina de una manera óptima? ¿Su microbioma intestinal está como debería? Entre otras preguntas. Como verás a continuación en la historia de Sally, seguir ajustando tu programa suele ser muy útil.

Capítulo 5

La historia de Sally.
Una prueba fallida

Es posible que debas pelear varias veces una guerra para ganarla.

MARGARET THATCHER

Como profesora de enfermería gerontológica, yo pensaba que la enfermedad de Alzheimer no se podía prevenir ni revertir. Mi experiencia personal demuestra lo contrario. Durante los últimos cinco años he estado revirtiendo mis síntomas de Alzheimer temprano. Sigue siendo una lucha diaria, ¡pero está funcionando!

Hace cinco años, por lo general no podía recordar qué día de la semana era. Y lo que es peor, a veces olvidaba recoger a mis nietas para llevarlas a la escuela o confundía sus nombres. En una prueba cognitiva, mi resultado indicaba "deterioro cognitivo leve", lo que se traducía como de camino a tener enfermedad de Alzheimer. Si me pedían que dibujara la cara de un reloj, tenía problemas para recordar si la manecilla de la hora era la larga o la corta. Una tomografía por emisión de positrones reveló que tenía placas de beta-amiloide asociadas con Alzheimer.

Me uní a un estudio clínico para eliminar el amiloide, pero con cada inyección del fármaco mi memoria empeoraba, en lugar de mejorar. Así que, después de ocho tratamientos, decidí salirme del estudio.

Mi esposo escuchó de la investigación del doctor Bredesen en un programa público de entrevistas. Contacté al doctor Bredesen para preguntarle si podía formar parte de su estudio de investigación. La respuesta fue que no, dado que no vivía cerca del emplazamiento del estudio, en California. Sin embargo, se ofreció a compartir la información de su programa de reversión del deterioro cognitivo (recodificación) con mi médico y conmigo. Mi primer paso fue completar una cognoscopía, un panel de 36 análisis de sangre y pruebas genéticas para determinar factores de riesgo específicos para la enfermedad de Alzheimer. Quedé horrorizada cuando descubrí un resultado positivo en casi todos los indicadores. De hecho, mi caso era bastante inusual, ya que presentaba factores de riesgo para cinco de los seis tipos de Alzheimer que el doctor Bredesen había identificado, en particular del tipo tóxico. Es más, salí positiva para ApoE4; tenía una copia de ese llamado gen de riesgo de Alzheimer.

Al principio, las medidas que necesitaba adoptar parecían abrumadoras, así que decidí enfocarme en hacer un cambio a la vez. Ahora, cinco años después, ya implementé todo el programa ReCODE y mi cerebro sigue mejorando:

- Mi cerebro recuerda tener cerca mi teléfono celular.
- Mi cerebro me recuerda cargar mi licencia de manejo y mis tarjetas de crédito cuando salgo de casa.
- Mi cerebro puede resolver cómo preparar una comida para mis hijos y sus familias.
- Mi cerebro disfruta juegos de entrenamiento cerebral.
- Mi cerebro recuerda qué día es.
- Y, sobre todo, ¡recuerdo pasar por mis nietas y llevarlas a la escuela!

Mi actual cerebro "pensante" es resultado de una implementación total y consistente del programa ReCODE a lo largo de los últimos cinco años. Alrededor de la mitad de los 36 indicadores regresó a un rango normal durante mi segundo año de recodificación y yo seguí mejorando en cada cognoscopía subsecuente. Ahora saco consistentemente un resultado perfecto (o casi perfecto) de 30-30 en la Prueba de Evaluación Cognitiva de Montreal (MoCA, por sus siglas en inglés), después de empezar con solo 24.5. Estoy encantada de que mi puntaje en la Evaluación Neurocognitiva Computarizada de Signos Vitales (CNS Vital Signs), una evaluación más rigurosa, sacara una calificación por encima del promedio, 7 de los 10 indicadores, después de cuatro años siguiendo el protocolo ReCODE.

Pasé del miedo al terror, a la tristeza, a la esperanza y luego a la alegría. Puedo soñar de manera realista que, incluso dentro de muchos años, seguiré siendo capaz de llamar a mis seis nietos por su nombre. Solía dar por sentado a mi cerebro, pero no más.

Mis niveles inflamatorios en sangre ahora están dentro de un rango normal, lo que indica que he eliminado el tipo 1 (inflamatorio) como causa subyacente de Alzheimer. De igual manera, he eliminado el tipo 1.5 (glicotóxico) como causa subyacente de Alzheimer. Y mis cifras actuales en los análisis muestran que he hecho un progreso considerable en la mejoría del tipo 2 (atrófico) y el tipo 3 (tóxico) como factores de riesgo de Alzheimer. En cuanto al tipo 5 (Alzheimer traumático), los suplementos y los cambios en mi estilo de vida en los últimos cinco años han enmendado mi neuroquímica clave asociada con la formación de sinapsis.

Inicialmente, muchos días me era difícil seguir el programa ReCODE debido al tiempo y el gasto (de algunos suplementos) requeridos, así como la necesidad de cambiar mis hábitos de estilo de vida. Varias veces deseé que mis cifras restantes en los análisis se normalizaran más rápido. Seguido sentía que mejoraba a velocidad de tortuga. Cuando necesitaba ánimo, me recordaba a mí misma que la tortuga ganó la carrera.

Desde el año uno hasta ahora, en el quinto año del protocolo, me digo a mí misma que es existir "ausente-mente": me recuerdo que la mente es algo terrible de perder, ¡sobre todo cuando es la tuya! Voy a continuar con el programa para poder conservar mi cerebro. A veces pienso que ojalá el programa ReCODE del doctor Bredesen hubiera estado disponible cuando estaba en mis cuarentas, pero hoy en día, a los 74 años, estoy agradecida por la oportunidad de conservar mi cerebro funcional.

Respuestas al Alzheimer

La siguiente reflexión está organizada en cuatro etapas:

1. Etapa temprana: miedo, falta de conciencia y negación.
2. Etapa media: conciencia y reversión de los primeros síntomas.
3. Etapa actual: proceso de reversión y optimización.
4. Etapa futura: sueño y anticipación.

Mis transiciones de una etapa a la siguiente rara vez han sido lineales. En su mayoría, mi progreso ha fluctuado, con mejoras y regresiones en cada etapa. Y en la práctica, todas las etapas se han traslapado unas con otras.

Respuestas al Alzheimer en la etapa temprana

- **Miedo.** Desde principios de mis cuarentas le he tenido miedo al Alzheimer. Las dos hermanas de mi madre se encargaron de mí cuando mi propia madre biológica ya no me podía cuidar. Se me rompió el corazón viendo a mis dos tías desarrollar Alzheimer, deteriorarse poco a poco y posteriormente morir de la enfermedad. El Alzheimer también era doloroso y familiar en el lado paterno, ya que mi tía y mi tío habían muerto de Alzheimer.

Me especialicé en gerontología pronto en mi carrera de enfermera registrada y profesora de enfermería. Había cuidado a pacientes con Alzheimer en residencias para ancianos y en sus propios hogares, y había observado de primera mano cómo las necesidades de una persona con Alzheimer por lo general excedían el tiempo y la capacidad tanto de sus seres queridos como de los profesionales de la salud. Vi directamente que no había una respuesta sencilla para los pacientes de Alzheimer ni para sus familias.

- **Falta de conciencia.** Mi propia etapa de estar "inconsciente" de mi Alzheimer en lo personal empezó hace más de 20 años, cuando desarrollé una depresión severa. En aquel entonces lo atribuí a la menopausia y al hecho de haberme mudado a otro estado, a un nuevo puesto, estresante y demandante, en otra universidad. Atribuí mi depresión a lo mucho que extrañaba ver con regularidad a mi familia. Mi médico me prescribió un antidepresivo, el cual por lo menos sí alivió mis síntomas. Lo que no hubiera pensado en el año 2000 es que la depresión es un síntoma común de Alzheimer tipo 3 temprano. Durante los más de 20 años siguientes experimenté episodios agudos de depresión intermitente, a veces después de un cambio de lugar o una lesión física. Estaba consciente de que tenía problemas para pensar con claridad en ese tiempo, pero atribuí los cambios en mi cognición a la depresión y a un envejecimiento "normal". En aquel entonces, cuando estaba enseñando gerontología a estudiantes de enfermería, les había contado la teoría prevaleciente de que una de las causas de la pérdida de memoria era la depresión (seudodemencia) y que, una vez tratada la depresión, la pérdida de memoria se eliminaría.

Solo después de leer la publicación del doctor Bredesen en 2016 sobre el Alzheimer tipo 3 y las toxinas inhalatorias me di cuenta de que la casa en la que había vivido los últimos cinco años casi con seguridad había contribuido a mi Alzheimer y mi depresión. Mi casa tenía un sótano infestado de moho sin tratar. Además, estaba demasiado cerca de una autopista interestatal concurrida, y los humos de los escapes eran tan fuertes que a mi esposo y a mí nos ardían los ojos hacia la tarde y en la noche.

Cuando hice mi primera cognoscopía, aprendí que mis genes me dejan entre el 25% de la población a la que le parece casi imposible combatir las toxinas inhalatorias, como el moho o los químicos y la contaminación por micropartículas. Supe que tenía 12 de las 15 características que mencionaba el doctor Bredesen para Alzheimer tipo 3. Hoy, después de un tratamiento para la causa subyacente —las toxinas inhalatorias—, ya no estoy deprimida y muchas de las cifras anormales que indicaban toxicidad en la sangre ya han vuelto a la normalidad. No obstante, el Alzheimer tipo 3 es muy difícil de tratar y varios de mis niveles de exposición a toxicidad en la sangre siguen siendo anormales. Ya acepté que quizá siempre sea hipersensible a la exposición al moho y necesite evitar ambientes de alto riesgo, aun cuando no les causen problemas a los demás. En la actualidad, estoy contenta de que otros como yo, quienes son genéticamente incapaces de lidiar con toxinas, ya tienen tratamientos efectivos disponibles y pueden detectar su vulnerabilidad pronto y con mayor rapidez de lo que yo pude.

- **Negación.** Hace aproximadamente 12 años mis manos empezaron a brincar de repente en movimientos descontrolados cuando estaba sentada quieta. Había notado el mismo movimiento aleatorio de las manos en pacientes de Alzheimer en la enfermería de un asilo donde trabajaba y también en mi propia tía cuando le dio Alzheimer. Mi mente consciente dijo *Alzheimer*, pero en cierto grado me rehusé a admitir la posibilidad, seguí en negación y solo me negué a pensarlo. Darme cuenta de que estaba en negación de mi Alzheimer se volvió inminente cuando me quedé dormida en un auto y el conductor, un compañero de trabajo, dijo:

"Seguro tocabas el piano". En aquel entonces recuerdo haber pensado: "¡Ay, no! Eso es Alzheimer. ¡No quiero tener Alzheimer!".

Más o menos en ese tiempo empecé a confundir palabras con frecuencia, muchas veces provocando confusión en quien me escuchaba. Les decía que había desarrollado afasia asociada con la edad. Y yo en verdad lo creía. Este problema continúa, pero solo cuando estoy cansada o cuando intento mantener una conversación mientras realizo una tarea que requiere varios pasos. Por ejemplo, una vez, cuando estaba preparando la cena para mi hijo y su familia, dije: "Por seguridad, ya dejé de usar mi teléfono al hablar" (en lugar de *manejar*). Ahora reconozco el uso de palabras incorrectas por lo que en realidad es: un indicador del riesgo de Alzheimer y de la necesidad de continuar con la recodificación para mantener mi cognición.

Estoy tan agradecida de que mi estilo de vida saludable haya pospuesto el inicio de mi Alzheimer lo suficiente para que el tratamiento de recodificación del doctor Bredesen estuviera disponible para el público. Durante los últimos 40 años he seguido una dieta para prevenir el cáncer, incluyendo muchas frutas y verduras, bastantes hojas verdes, un mínimo de grasa animal y té verde diario. Tomaba suplementos cada día de un distribuidor respetable pensados para retrasar el envejecimiento y prevenir el Alzheimer.

También hacía ejercicio con regularidad: entre 30 y 60 minutos al día, por lo menos cinco días a la semana. Durante mis cincuenta y sesenta años viajé de mochilera 2800 kilómetros del sendero de los Apalaches.

Mis propios síntomas aparecieron en mi vida antes que para mis familiares en la generación anterior a mí. Este desarrollo temprano es típico del Alzheimer tipo 3. Estoy convencida de que mi dieta saludable y mi ejercicio físico ayudaron a retrasar el desarrollo de mi Alzheimer. El retraso me compró tiempo preciado, tiempo para que el doctor Bredesen desarrollara su programa de decodificación por medio de su laboratorio de investigación y, más adelante, tiempo para que yo pudiera aprender e implementar los cambios de recodificación que salvarían mi vida.

Respuestas al Alzheimer en la etapa media

* **Conciencia.** Hace cinco años, dos veces en un mismo mes olvidé que había quedado de recoger a mis nietos y llevarlos a la escuela. Ya no podía atribuir mi pérdida de memoria a los cambios normales del envejecimiento. Mi resultado inicial de 24.5/30 en la Prueba de Evaluación Cognitiva de Montreal documentó que tenía un leve deterioro cognitivo. También fue cuando una tomografía por emisión de positrones reveló placas de beta-amiloide en mi cerebro, y me dijeron que estaba desarrollando enfermedad de Alzheimer.

  No sabía qué hacer, ya que en esos años no había un tratamiento para el Alzheimer. En aquel entonces se creía que las placas de beta-amiloide predecían la probabilidad de Alzheimer en cuestión de 10 o 15 años. Yo no quería morir gradualmente de Alzheimer, como mis seres queridos.

  Me dije a mí misma que no podía seguir viviendo si desarrollaba enfermedad de Alzheimer, pero quitarme la vida tampoco era una opción para mí. Quizá había considerado suicidarme, pero ya había visto en dos casos aislados lo que le había costado a mi familia y amigos. No habría estado dispuesta a exponer a mi familia al dolor que habían atravesado esas dos familias. Mi familia me aseguró que ellos me cuidarían si llegaba a desarrollar Alzheimer. Si bien atesoré su confianza, me seguía sintiendo sin esperanza.

  Mientras tanto, mi deterioro cognitivo me llevó a tener dificultad con muchas tareas cotidianas, incluyendo trabajo en la

LA HISTORIA DE SALLY. UNA PRUEBA FALLIDA

computadora, comprar y cocinar. Tenía problemas para recordar los nombres y me sentí avergonzada en múltiples ocasiones, cuando me detuve a mitad de una oración, incapaz de recordar mi tema. Me costó trabajo preparar un hombre de jengibre con mi nieta, aun cuando lo había hecho varias veces antes con dos nietas mayores. Mi autoconocimiento de estos problemas cognitivos era doloroso.

- **Reversión.** Como investigadora, busqué activamente estudios para tratar y prevenir el deterioro cognitivo. Hace seis años me enlisté en un estudio a nivel nacional para un medicamento prometedor para Alzheimer, dirigido a la eliminación de las placas amiloides. Sin embargo, después de cada inyección mensual, en lugar de mejorar, experimentaba un incremento en la confusión y la ansiedad por tres o cinco días. Durante los ocho meses de tratamiento, me di cuenta de que mi cognición estaba empeorando en lugar de quedarse igual o mejorar. Estaba perdiendo la batalla.

Luego, hace cinco años, contacté al doctor Bredesen después de que mi esposo lo escuchara en un programa de radio. Empecé a implementar su programa ReCODE. Al principio quedé abrumada por todos los elementos distintos del programa. Decidí implementar la recodificación un paso a la vez, tomando tiempo para observar mi reacción después de cada paso. Hice primero los siguientes cambios:

- ◆ *Sueño.* Gradualmente aumenté mis horas de sueño de seis cada noche a un promedio de siete u ocho. El sueño sigue mejorando cuando *1)* bajo la intensidad de las luces en la recámara antes de dormir; *2)* evito los dispositivos electrónicos dos horas antes de acostarme; *3)* medito durante el día; *4)* estiro mis músculos durante el día, y *5)* evito discusiones políticas o de otra índole difícil dos horas antes de dormir. Varios suplementos, incluyendo la melatonina, también mejoran mi calidad del sueño y su duración.

- *Dieta.* Había evitado comer alimentos orgánicos debido a su costo. Cuando empecé a seguir el programa de recodificación y comía verduras y frutas de la categoría de la Docena Sucia del Environmental Working Group, solo compraba orgánico. Me tomó todo un año implementarlo por completo porque el costo y la disponibilidad implicaba que debía reducir mi consumo de muchos de mis alimentos favoritos, en particular chiles dulces, una botana constante para mí. Añadí jugo de limón al agua y era lo primero que bebía en la mañana. Ahora cargo conmigo nueces crudas —de todas clases— para tener una colación a la mano cuando no estoy en casa. Las algas orgánicas son otra opción de botana rica en nutrientes. Por lo general tengo un paquete extra en el auto.

  Más recientemente, después de leer el libro de 2020 del doctor Bredesen, *El fin del Alzheimer. El programa*, estoy prestando más atención a asegurar un consumo de alimentos prebióticos, probióticos o que contengan almidones resistentes. Ahora como fuentes de alimentos de dos de estas tres categorías diario.

- *Meditación y ejercicio.* Ambos me llevaron a un progreso cognitivo veloz y fácil de notar. Ese no fue el caso con los cambios alimenticios; estos necesitaron más de seis meses antes de ser visibles. Pero con el tiempo, los avances eran indiscutibles y mi capacidad de pensar con claridad había mejorado significativamente. Creo que seguir la parte relacionada con el consumo alimentario del protocolo ReCODE es crucial en el programa.

- *Cetogénesis.* Me sentí muy frustrada implementando una dieta cetogénica. Después de seis meses de prueba y error, me di cuenta de que mi fracaso se debía a dos suplementos que estaba tomando: uno para la permeabilidad intestinal y otro para mi Alzheimer tipo 3. Ambos contenían azúcar. Una vez que lo reajusté con otros suplementos, entré en cetosis. Ahora logro una cetosis leve casi todos los días. Los días que no es así, observo una disminución en mi cognición, por lo general en un lapso de 24 horas. La mayor parte del tiempo mi cerebro le gana al estómago; a menos que esté cansada, cuando el estómago gana la batalla. Entonces pago las consecuencias negativas de una menor capacidad para pensar. Hubo beneficios adicionales en la dieta cetogénica que no esperaba. Perdí cinco kilogramos sin siquiera intentarlo. Asimismo, ya no tengo hambre todo el tiempo, lo cual disfruto inmensamente.

Respuestas al Alzheimer en la etapa actual

Hoy en día mis sentimientos negativos respecto al Alzheimer han disminuido y quedaron reemplazados con muchos sentimientos positivos, como reconocimiento, gratitud, esperanza y un deseo de ayudar a otros. Mi bajo puntaje anterior en la prueba cognitiva del MoCA ha mejorado hasta un 30/30 perfecto. Siento un profundo agradecimiento por el doctor Bredesen y su protocolo ReCODE, y una gratitud por la ayuda de los miembros de mi familia, amigos y médicos. Hay esperanza en mi futuro, esperanza de que puedo retrasar o prevenir el Alzheimer. Mi vida diaria está plena de alegría. Con la recuperación, puedo pensar con más claridad y actuar en consecuencia con el deseo de toda mi vida de ayudar a otros. Antes, sin poder pensar, me enfoqué en mí misma, ya que hasta las tareas más pequeñas eran difíciles de realizar. Actividades normales, como cocinar, requerían toda mi energía y mi tiempo, lo que provocaba una sensación de insuficiencia y frustración.

- **Reversión.** El doctor Bredesen está en lo correcto cuando escribe que el Alzheimer tipo 3 (tóxico) es más difícil de tratar que el tipo 1 (inflamatorio) y el tipo 2 (atrófico). Mi tratamiento para

Alzheimer tipo 3 fue difícil debido a mi raro y altamente susceptible haplotipo HLA (genética del sistema inmunológico). Me pareció bastante difícil combatir las toxinas inhalatorias cada que estaba expuesta a ellas. Siempre que tenía una exposición a espacios interiores que no hubieran recibido tratamiento para moho, reaccionaba con síntomas del síndrome de respuesta inflamatoria crónica (CIRS, por sus siglas en inglés). Mis síntomas incluían niebla mental, dolor de articulaciones, vértigo, dificultad para respirar, depresión e incluso ansiedad.

Una reversión y prevención continuada de estos síntomas requirió cautela y prudencia, junto con mucha disciplina. Para evitar los síntomas, viví en una clase de estatus autoimpuesto de quedarme en casa. Evitaba las visitas a casi todos los demás espacios en interiores. Disfrutaba pasar mucho tiempo en el exterior, en el aire fresco.

Durante el segundo y tercer año de la recodificación, mientras seguía el protocolo Shoemaker para las toxinas del moho en el Alzheimer tipo 3, me perdí de muchas actividades sociales que siempre había disfrutado, incluyendo asistir a la misa, a sesiones grupales de pilates, comer en restaurantes y —lo más triste de todo— visitar amigos y familiares en sus hogares. Muy seguido me sentí frustrada o abrumada por la complejidad de mi tratamiento de Alzheimer tipo 3. Sin embargo sabía, sin ninguna sombra de duda, que los beneficios de mi cerebro funcional sobrepasaban por mucho el costo. Puedo saludar a la gente por su nombre, puedo mantener una conversación y recordar qué necesito hacer para prepararme para actividades como nadar, navegar o caminar. Antes de la recodificación me era difícil tomar decisiones básicas, como qué ponerme o qué llevar conmigo.

En el cuarto año de la recodificación, para incrementar mi capacidad de ir a otros espacios en interiores sin tener reacciones físicas y mentales negativas, comencé con el Sistema de

Reentrenamiento Neural Dinámico (DNRS, por sus siglas en inglés), un programa natural, sin medicamentos, basado en la neuroplasticidad que comentó el doctor Bredesen en su libro de 2020. Estaba teniendo un buen progreso y había aumentado mis exposiciones a ambientes en interiores en varias locaciones, incluyendo los hogares de mis nietas, la iglesia, el estudio de pilates y las casas de mis amigos. Luego empezó la pandemia de covid-19 y mi entrenamiento de intervalos hacia otros espacios se detuvo todo el tiempo que duró el encierro. Espero con ansia poder continuar aumentando mi exposición a otros espacios una vez que la pandemia termine.

Conforme progreso hacia el quinto año de la recodificación, sigo practicando una hora diario los ejercicios mentales del DNRS, los cuales consisten en mensajes a uno mismo con visualizaciones diseñadas para recordarle a mi sistema límbico que permanezca tranquilo y no reaccione con los síntomas negativos. Incluye visualizar una experiencia pasada positiva con gran detalle. Luego aplico las emociones positivas y los pensamientos de mi experiencia pasada para imaginar una experiencia futura, visualizándola tan vívida como sea posible. Estos recuerdos positivos —sean pasados o futuros— inundan mi cerebro y mi cuerpo con hormonas positivas, como dopamina, oxitocina, serotonina y endorfinas. Se ha visto que estas hormonas promueven la neuroplasticidad, la curación y el crecimiento de las células cerebrales. Pero todavía más importante, estas visualizaciones me permiten experimentar esperanza y apoyan mi sueño de un futuro libre de Alzheimer. En contraste con las hormonas negativas de cortisol, adrenalina y norepinefrina que tienen un impacto negativo en mis células cerebrales cuando —y si lo permito— mi cerebro se enfoca en el miedo al Alzheimer o en pensamientos negativos.

Algunos ajustes más que he debido hacer para continuar en mi reversión:

- *Costo.* Mi esposo y yo luchamos con los gastos asociados con el tratamiento del Alzheimer tipo 3. Estamos tomando decisiones difíciles relativas a lo que podemos y no podemos costear. No obstante, nunca olvidamos que nuestro costo actual es mucho menor que el alto costo del cuidado en un hogar para ancianos para un paciente de Alzheimer.
- *Meditación.* La meditación en la forma de oración durante 30 minutos cada mañana fue el primer comportamiento de estilo de vida que cambié en mi primer año de recodificación. Un mes después ya experimentaba más paz y alegría, así como una mejor cognición.

Hoy, en mi quinto año de recodificación, sigo valorando mi tiempo para meditar dos veces al día, el cual paso caminando y escuchando a Dios, leyendo la Biblia o escuchando música religiosa. Mi esposo también me lee un devocionario diario, el cual disfrutamos muchísimo los dos. Estoy sorprendida, por ende, de que este hábito de meditar diario, ya de cuatro años, sea tan difícil de mantener. Cuando tengo un día lleno de actividades, suelo pensar: "No tengo tiempo para tomarme 30 minutos ahorita". Pero después de varios días de meditaciones cortas nada más, me siento agotada emocionalmente; cuando me vuelvo a enfocar y tomo tiempo para meditar, de nueva cuenta me siento renovada y revitalizada. Supongo que todos nos encontramos de pronto haciendo cosas que no son para nuestro mayor bien a largo plazo, pero se sienten bien de inmediato. He llegado a ver que la adherencia exitosa al programa ReCODE es una decisión a largo plazo, una que involucra varias decisiones y acciones a corto plazo.

Cuando se publicó el libro del doctor Bredesen en 2020, leí sus recomendaciones para *mindfulness,* la práctica de estar enteramente presente en cada momento. Ahora estoy aprendiendo a tener un enfoque incremental en mi presente, una aceptación de las cosas como son y actuar dentro de la mentalidad del observante. Experimento alegría como resultado de estos cambios personales. Veo los paralelismos entre el *mindfulness* y uno de mis versículos favoritos en la Biblia, de Mateo 6:34: "Así pues, no te preocupes por el mañana, que el mañana se preocupará por sí mismo. Cada día tiene sus propios conflictos".

- *Entrenamiento cerebral.* Hace cinco años casi provoco un accidente con dos autos que hubiera sido mi culpa. Lo único que lo previno fueron las acciones de los otros conductores. Empecé a practicar los ejercicios de BrainHQ (en particular Double Decision, que ha demostrado mejorar la seguridad al conducir). Mis habilidades detrás del volante en definitiva son mejores y ahora juego BrainHQ por lo menos 30 minutos al día, cinco o seis veces a la semana. Como sucede con la meditación, me es muy fácil encontrar otras cosas que debo hacer antes de tomarme el tiempo para entrenar mi cerebro. Sigo sorprendiéndome de lo sencillo que es para mí no hacer lo que tengo que hacer, aun cuando, en teoría, haría cualquier cosa necesaria para conservar el buen funcionamiento de mi cerebro. Usar un calendario para registrar mis sesiones diarias de BrainHQ me ha ayudado a seguir siendo consistente.
- *Ejercicio.* El doctor Bredesen recomienda hacer ejercicio por lo menos 30 minutos al día, mínimo cinco días a la semana. Dado que yo ya lo estaba haciendo, aumenté el tiempo y la intensidad de mi ejercicio durante el primer año de recodificación. De inmediato vi mucho más avance en mi cognición.

En la actualidad, en el quinto año con la recodificación, tengo problemas con las rodillas al caminar en pavimento duro, pero sigo siendo capaz de caminar en el bosque. También disfruto nadar, hacer kayak y practicar pilates y yoga. Tengo siete lesiones ortopédicas y tres cirugías. Soy un ejemplo ortopédico de lo que una persona es capaz de hacer si tan solo se sigue moviendo, a pesar de tener lesiones considerables. Aún noto que mi cognición es mejor los días en que hago más ejercicio.

◆ *Sentimientos.* Mi sentimiento general respecto al Alzheimer es de esperanza ahora, la esperanza de que mi cognición seguirá mejorando y la esperanza de que, cuando muera algún día, será de otra cosa y no de Alzheimer. No temo a la muerte. De hecho, como cristiana, espero el momento de reunirme con Dios. Pero elijo seguir el protocolo ReCODE con tal de evitar la muerte lenta que acompaña al Alzheimer. Hoy en día, cuando despierto en las mañanas, experimento alegría en lugar de depresión y ansiedad. Atesoro mi tiempo con mi esposo, mi familia y mis amigos. Digo "gracias" cada vez que recuerdo el nombre de alguien. Muchos de mis sentimientos negativos respecto al Alzheimer han desaparecido. Soy prueba viviente de que el pensamiento lento y confuso se puede revertir.

• **Optimización.** Para llevar a cabo el programa ReCODE del doctor Bredesen entero y de manera efectiva, uso diversas técnicas, incluyendo recordatorios e investigaciones en internet. Coloco notitas en el espejo de mi baño o la barra de mi cocina, establezco alarmas en mi teléfono y pendientes en mi agenda para que esas nuevas prácticas se vuelvan hábitos cotidianos (y hay una nueva aplicación). Investigar en internet me ayuda a comprender las consecuencias de lo que estoy haciendo y me aporta el conocimiento para saber qué observar.

Las notas electrónicas sobre mis síntomas y mi tratamiento para el Alzheimer tipo 3 han sido cruciales para mantener y mejorar mi tratamiento. A partir de las recomendaciones del doctor Bredesen, seguí el protocolo de 12 pasos del doctor Ritchie Shoemaker para eliminar las biotoxinas de mi cuerpo y disminuir mis síntomas de sensibilidad inhalatoria. Empecé el protocolo del doctor Shoemaker, incluyendo tomar colestiramina, hace cuatro años. Terminé el último paso, péptido intestinal vasoactivo (PIV), durante el tercer año de mi programa de recodificación. Creo que los dos años y cuatro meses que me tomó completar el protocolo Shoemaker fue bastante más del que le toma generalmente a la mayoría de los pacientes, aunque no tengo información confiable para hacer la comparación. El tratamiento PIV fue bastante caro y laborioso, y el seguro de gastos médicos no cubría este tratamiento. La buena noticia es que ya no tengo síntomas del síndrome de respuesta inflamatoria crónica (CIRS), a menos que tenga nuevas exposiciones tóxicas. Durante el último año y medio he logrado evitar los síntomas de CIRS: depresión, ansiedad, dolor de articulaciones, niebla mental, mareo y congestión en el pecho.

Aumenté mi consumo de verduras de hoja verde preparándome múltiples licuados verdes a la vez. Junto con las espinacas y el kale orgánicos, incluyo verduras saludables del refrigerador, además de canela, vainilla, pequeñas cantidades de moras azules y proteína de arroz y de chícharo en polvo. También puedo incluir hierbas, como cilantro y menta. Congelo cada licuado en un contenedor individual con tapa. Así puedo sacar un licuado verde diario y tener una cantidad concentrada de verduras de hoja verde junto con otros nutrientes saludables.

Otras cosas que he optimizado:

◆ *Suplementos.* Al principio, la cantidad de suplementos que forman parte del programa ReCODE del doctor Bredesen me pareció abrumadora. Decidí empezar a tomar un suplemento al día. Durante dos semanas estudié los posibles efectos secundarios. Descubrí que era capaz de tomar todos los suplementos, menos dos. Si tomaba un gramo de curcumina dos veces al día, aparecían moretones que luego desaparecían si disminuía la dosis y la frecuencia a una vez al día. El glutatión liposomal (para el Alzheimer tipo 3) me daba náuseas. Al inicio disminuí la dosis del glutatión. Después de un año pude aumentar con éxito la dosis y tomarla con una bebida de jengibre en polvo.

Los primeros cuatro años del protocolo ReCODE pedí individualmente cada suplemento de vendedores confiables. Fue muy confuso, ya que no sabía qué distribuidor era el más confiable para cada suplemento. El cuarto año encontré y empecé a usar ConsumerLab.com para evaluar cada suplemento y su distribuidor.

Preparar mis suplementos diario consumía bastante tiempo. Recientemente ya fue posible pedir los suplementos de Life-Seasons (lifeseasons.com), y espero con ansias recibir de ellos muchos de mis suplementos premezclados, y todos en las dosis correctas. Me da gusto que los futuros participantes de la recodificación tengan esta fuente conveniente y confiable para obtener sus suplementos.

Los efectos positivos de mis suplementos fueron graduales y acumulativos. Cuando me estaba preparando para una cirugía dejé de tomar todos durante dos semanas, aunque en ese tiempo no sabía que el doctor Bredesen recomendaba dejarlos de tomar gradualmente, y yo los dejé todos a la vez. Experimenté entonces una clara disminución de cognición. Una vez que volví a tomar los suplementos después de la cirugía, me tomó casi un año alcanzar mi estado previo de cognición. Por tanto, sigo siendo una firme creyente en los beneficios de los suplementos.

◆ *Anestesia.* Otro factor que propició la disminución de mi cognición después de la cirugía fue recibir anestesia general. Aprendí en el libro del doctor Bredesen que la anestesia puede tener un efecto negativo en la cognición de personas como yo, con leves problemas previos de cognición. Por tanto, hace un año, cuando tuve la cirugía de mi rodilla, pedí y recibí una inyección en la espina, en lugar de anestesia general, y no experimenté ninguna pérdida cognitiva posterior al procedimiento.

♦ *Afrontamiento.* Uso varias estrategias cada día para enfrentar los retos ante mí. Entre ellas, meditar con un enfoque de oración, apoyo social, humor y ejercicio. Es fácil permitir que los pensamientos negativos se cuelen hacia el consciente. Cuando lo hacen, los reemplazo con pensamientos positivos. También he descubierto que el humor es una forma muy efectiva de lidiar con estos estresores. Cuento chistes y les pido a otros que me cuenten sus favoritos. Me ayuda elegir deliberadamente una actitud optimista. Solía sentirme desanimada, pero ahora mi diálogo interno es que mi vaso está medio lleno, en lugar de medio vacío. Cuando me encuentro expuesta de forma inadvertida a toxinas inhalatorias, me enfoco en lo que está funcionando, en lugar de pensar en lo que no.

Pero mi fuente más profunda de apoyo es mi fuerte fe en Dios y Jesús, y la experiencia de su amor incondicional y su protección. De hecho, mi experiencia revirtiendo los primeros síntomas de Alzheimer ha fortalecido mi fe y mi confianza. Uno de mis versículos favoritos de la Biblia es Jeremías 29:11: "'Porque yo sé los planes que tengo para ti', dice el Señor, 'planes de prosperidad y no de daño, planes para darte esperanza y un futuro'".

Respuestas al Alzheimer en la etapa futura

• **Sueño.** Estoy consciente de que es posible que solo retrase sustancialmente el Alzheimer, sin evitarlo por completo en mi tiempo de vida. Pero para mí, mi estrategia actual de soñar un futuro positivo tiene todo el sentido.

En las raras ocasiones que me permito pensar cómo podría ser mi cerebro en 15 años siento miedo y una profunda angustia ante al Alzheimer. Desafortunadamente, la primera parte de mi carrera como enfermera gerontológica solo agudiza ese miedo. Cuando se dan tales pensamientos negativos me recuerdo a mí misma que elijo seguir viviendo una vida sana y continuar con el programa ReCODE. Y que esto aumenta las probabilidades de que, al morir, sea de algo más que Alzheimer. Entonces cambio con toda deliberación mi cerebro a un tren de pensamiento distinto, más positivo.

Mi sueño es que, al seguir cumpliendo el protocolo ReCODE, sea capaz de evitar el Alzheimer, sin importar la edad que tenga ni los años que llegue a vivir. Este nuevo sueño es aún frágil, pero estoy convencida de que entre más lo vivo, lo practico y creo en él, es más probable que se cumpla. Puedo soñar de forma realista en un futuro sin Alzheimer. Adonde vaya mi pensamiento, mi cerebro, mi mente y mi cuerpo le seguirán. Disfruto aprender sobre las promesas de la neuroplasticidad. Me encanta tener un cerebro sano que piensa con claridad y recuerda las cosas. Y estoy comprometida con seguir al pie de la letra el programa ReCODE. ¡Tener un cerebro funcional sano hace que valga la pena!

- **Anticipación.** El título de la primera parte, "Ya no doblan las campanas por ti", tiene un significado especial para mí. En 1953, durante la Guerra de Corea, cuando tenía cinco años, el avión de mi papá se estrelló despegando de un portaaviones. Tristemente, nunca recuperaron su cuerpo. El poema de John Donne "Por quién doblan las campanas" formó parte de su funeral. Así como la muerte de mi padre nos quitó algo a todos, rezo por que mi derrota del Alzheimer en cambio sume a la vida de otros y les dé esperanza.

  Ahora en mi quinto año con el programa ReCODE puedo anticipar y visualizar los siguientes 15 años. Y como una amiga de

86 años que recientemente realizó una fiesta de Año Nuevo por Zoom debido al covid, me mantengo activa, tengo una mente clara y racional, y ojalá sea divertido tenerme cerca. Sonrío pensando en mi futura vejez y en "el paso del tiempo". Pues ahora preveo un futuro, uno sin Alzheimer. En mi mente puedo ver a mi padre terrenal y a mi padre espiritual sonriendo desde el cielo. ¡Y yo les sonrío de vuelta! Gracias al programa ReCODE, ¡el Alzheimer ya no dobla sus campanas por mí!

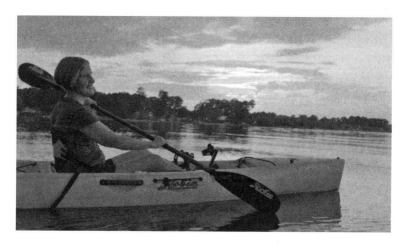

Comentario

En los últimos años me he dado cuenta de que el protocolo que mis colegas y yo desarrollamos para el deterioro cognitivo en realidad se parece más a una cirugía que a un medicamento, y la historia de Sally ilustra ese punto. En otras palabras, en lugar de atacar el proceso patológico con una prescripción, uno debe identificar los diversos factores que lo propician y luego seguir un programa específico dividido en etapas; más parecido a un procedimiento quirúrgico que a la medicina del siglo XX. No obstante, como muestran los resultados de Sally y de tantos otros, este método de medicina precisa y programada produce resultados que nunca se hubieran logrado con una sencilla prescripción médica.

El trayecto clínico de Sally ilustra otro punto potencialmente importante: aunque su tomografía PET mostrara el amiloide y, por ende, apoyara el diagnóstico de enfermedad de Alzheimer, cuando se le trató con un medicamento que se enfocaba en la eliminación del amiloide fue claro que empeoró con cada inyección, en lugar de mejorar o permanecer estable. Es un fenómeno que hemos observado en ya varios pacientes, con un nítido agravamiento vinculado cronológicamente a las inyecciones contra el amiloide. Dado que el beta-amiloide tiene un efecto antimicrobiano es comprensible, y de nueva cuenta sugiere que quizá tenga más sentido eliminar los patógenos primero, antes de administrar el tratamiento para quitar el amiloide.

Capítulo 6

La historia de Frank.
Lagunas mentales

La oportunidad de asegurarnos ante la derrota recae en nuestras propias manos, pero la oportunidad de derrotar al enemigo es algo que aporta el enemigo mismo.

Sun Tzu

En febrero pasado me encontraba en el consultorio de un médico con mi esposa. Intentábamos que nos tradujeran al español cierta información del cobro por cuestiones de seguros. La secretaria me preguntó si podía recordar las fechas de nuestras últimas dos consultas. Lo pensé un segundo y, sin dudar, dije: "26 de diciembre y 15 de enero".

No es gran cosa, ¿cierto? Pero para alguien que recibió un diagnóstico de Alzheimer temprano nueve años antes es algo tremendo. Es un episodio más para demostrar que el protocolo Bredesen sí está, de hecho, revirtiendo los síntomas de mi enfermedad.

Cuando me diagnosticaron era todo un logro si podía recordar abrocharme los pantalones y el cinturón antes de salir de la casa. Eso después de 20 minutos de tratar de encontrar mis llaves y mi teléfono. Una mañana encontré mi teléfono en el refrigerador.

Hace seis años me mudé a México, convencido de que muy pronto necesitaría más cuidados de los que mi esposa pudiera darme o nosotros pudiéramos costear.

Creo que mi esposa sospechaba que tenía demencia mucho antes de que yo tuviera la voluntad de admitirlo. Ella estaba viendo cómo destruía mi negocio antes próspero y nuestras finanzas. Finalmente, la evidencia se volvió tan aplastante que yo mismo estaba convencido de tener Alzheimer. Aun así, no busqué ayuda médica.

Lo había postergado por dos razones. Era 2011. Muchos no habían escuchado todavía del doctor Bredesen. Todavía faltaban años para que su primer estudio saliera al mundo. En aquel entonces, casi todos concordaban en que el Alzheimer era fatal e incurable. Yo ni siquiera sabía cómo deletrear la palabra, pero estaba consciente de que me iba a morir de eso.

Pensar así hizo que no buscara ayuda durante mucho tiempo. Mi estrategia había sido tratar de esconder los múltiples errores que cometía día con día y esperar que nadie se diera cuenta.

También estaba pasando algo más. No era capaz de recordar gran parte de lo que ocurría. Tomaba dinero prestado de mi cuenta para completar proyectos de la empresa, pensando que cubriría el préstamo al terminar el proyecto. Para cuando estaba listo, ya se me había olvidado que había tomado dinero para eso. Creaba la ilusión de que la empresa estaba bien.

Había estado viendo a un médico para tratar mi depresión, a un psiquiatra. Cuando finalmente le dije que tenía Alzheimer, me dijo que era demasiado joven. En aquel entonces no sabía que existían muchas variedades de demencia y distintas etapas en el Alzheimer. El doctor creyó que mi problema se debía a estar aún severamente deprimido y ajustó mi medicamento. Fue una buena idea. La depresión se despejó bastante, pero mi memoria siguió empeorando.

Después de unas pruebas cognitivas básicas estuvo de acuerdo con que quizá tenía un deterioro cognitivo leve. Seguramente lo estaba volviendo loco. No me cansaba de repetirle: "No hay nada leve con lo que está pasando en mi vida".

Es posible que el doctor tuviera razón. Muchas veces me he preguntado por qué no busqué de inmediato pérdida de memoria en internet y me puse a investigar al respecto. Supongo que no creía poder encontrar nada bueno.

Por fin, en 2012, me diagnosticaron Alzheimer de inicio temprano. Había estado tomando notas de las cosas extrañas que hacía todos los días. Iba a escribir un libro llamado *El descenso hacia la demencia*, una crónica de todo el proceso hasta donde pudiera.

Cuando nos mudamos a México yo estaba convencido de que solo era cuestión de tiempo antes de convertirme en una horrible carga para mi esposa y tener que ejecutar la "solución final", para lo que había conseguido los medios varios meses atrás.

Llevábamos menos de un año en México cuando tuve la buena fortuna de escuchar por casualidad una conversación sobre el doctor Bredesen. Acababa de publicar los resultados de su estudio con los primeros 10 sujetos. Busqué en internet el informe y quedé impactado al encontrar que algunos de los sujetos eran personas que experimentaban exactamente lo mismo que yo. Sabía que de alguna manera necesitaba conocer a ese hombre. También empecé a probar algunas de las cosas que había hecho la gente en los casos de estudio.

Después de varios meses y muchos correos electrónicos logré hablar por teléfono con él. Su secretaria me dijo que tendría suerte si podía hablar cinco minutos con él. Era un viernes en la tarde. Hablamos durante 25 minutos. Le conté mi experiencia y el hecho de que había estado escribiendo un libro sobre lo que me sucedía. Le pedí que nos viéramos en persona. También le dije que estaba notando un poco de mejoría después de probar su protocolo.

Él habló casi todo el tiempo, haciéndome preguntas. Parecía más interesado en mi caso que cualquiera de mis propios médicos. Me invitó a su laboratorio en el condado Marin, donde estaba preparando una presentación de su protocolo. Dijo que iba a asistir alguien a quien yo tenía que conocer.

Seguía estando muy enfermo, y la idea de viajar solo a California me daba miedo. Terminó siendo lo mejor que pude haber hecho. Después de su presentación, hablamos media hora, durante la cual me explicó el protocolo en términos simples para que lograra entender y respondió todas mis dudas. Fue el primer paso hacia recuperar mi vida. Conocí a una mujer que había tenido exactamente los mismos síntomas que yo y se había recuperado por completo. Su mente iba a la velocidad de la luz. Me hizo creer. Dejé California comprometido con esforzarme al máximo en el protocolo. Y me llevé conmigo algo que había dejado atrás hacía muchos años: *esperanza*.

En algún momento me empecé a sentir más y más como yo mismo. Tuve un retroceso en mi segundo año. Lejos de casa en un viaje de negocios en la frontera no comí más que comida chatarra todo el tiempo. Kilo y medio de regaliz, McDonald's, un frasco enorme de crema de cacahuate, como seis o siete rollos de canela grandes, y varias malteadas. Subí 2.5 kilogramos en tres días.

De acuerdo, subí de peso. Ya es malo en sí mismo. Pero desafortunadamente eso me llevó a volver a comer la comida chatarra de la que había vivido durante años. Sin siquiera darme cuenta, dejé de tomar mis suplementos y dejé el ejercicio. No tomó mucho tiempo. Terminé incapaz de recordar mis propios pensamientos y aterrado otra vez.

Le hablé por teléfono a alguien que sabía mucho más del protocolo que yo. Me dijo que no era poco común que la gente tuviera una recaída. Pero ante todo me dijo que la mayoría había podido recuperar su cognición.

Fue más difícil la segunda vez. Pareció tomar más tiempo. Después volví a ser yo mismo. ¿Me curé? Yo lo veo de la misma manera que los alcohólicos ven la sobriedad. Mientras no beban, su vida es igual a la de otras personas. Si retoman el alcohol, su vida se vuelve miserable de nuevo. Así me siento sobre el Alzheimer. Mientras continúe con el protocolo, tengo una vida normal. Si no, la pesadilla empieza otra vez.

Si acaso te preguntas si puedes hacerlo, estoy aquí para decirte que sí. ¿Tus seres queridos pueden hacerlo? Con tu ayuda, hay una buena oportunidad de que lo logren. En primer lugar, haz los análisis para que sepas qué necesitas atender. Luego empieza con lo que puedas. Para mí, cambiar mi alimentación fue lo más difícil. Nunca supe cuánto amaba el azúcar y el pan. Rara vez comía ensaladas o pescado, incluso viviendo en el Caribe. He estado aprendiendo más sobre el protocolo y añadiendo cosas a mi plan diario todo el tiempo que llevo haciéndolo. No hubiera sido posible lograrlo sin mi esposa. Al principio tenía que recordarme diario que tomara mis suplementos.

Ya llevo más de cuatro años pensando con claridad. Ahora me doy cuenta de que mis problemas de cognición empezaron mucho antes de lo que hubiera pensado. En mis cincuentas ya tenía incidentes ocasionales que simplemente decidí ignorar o achacarle al estrés.

No hagas lo que yo hice. No retrases buscar ayuda. Entre más pronto atiendas tus problemas o comiences a vivir una vida sana, incluso si no experimentas aún problemas, mejor vida tendrás. El protocolo previene la enfermedad. No es necesario que llegues hasta donde yo estuve.

Ah, y terminé el libro. El título *El descenso hacia la demencia* terminó convirtiéndose en *Vencer la demencia* (*Defeating Dementia*), y con el apoyo del doctor Bredesen, me gusta pensar que ayudó a llevar el mensaje a muchos otros lugares. Estaré por siempre agradecido.

Comentario

La historia de Frank ilustra el punto más importante de todos, uno que respaldan varios de mis otros pacientes: la mejora es sostenida cuando te enfocas en los agravantes reales que

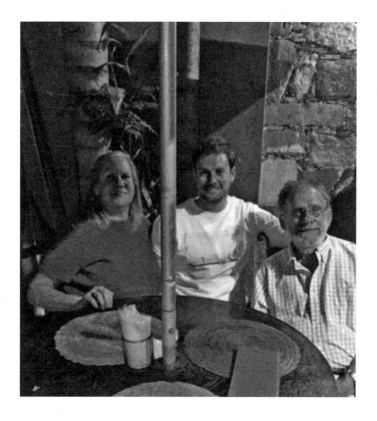

provocan el deterioro cognitivo, en lugar de circunnavegar las causas usando un solo medicamento. ¿Durante cuánto tiempo podemos mantener ese avance? Sabemos que la respuesta es por lo menos nueve años (ya que los primeros pacientes empezaron el protocolo hace nueve años), pero dado que la neuroquímica subyacente ya se corrigió, no hay razón para creer que este progreso no continúe en las décadas siguientes. ¿Podemos crear un programa global que les permita a todos tener una mente alerta hasta los 90 o 100 años, evitando la demencia? Esa es la meta.

Capítulo 7

La historia de Julie.
Buena suerte con eso

La cantidad de buena suerte que tengas depende
de tu voluntad para actuar.
BARBARA SHER

En el umbral de mi cumpleaños número 50, en lugar de estar planeando una celebración, me encontré de cara con mi propia mortalidad. Durante varios años experimenté síntomas médicos raros, debilitantes, al parecer no relacionados. Mis doctores no sabían cómo explicarlos. Consideré que hacerme análisis genéticos podría darnos claves útiles. Pedí una prueba a 23andMe, un servicio de análisis genético directo al consumidor. Una vez que llegó escupí en la probeta, envié la muestra por correo y esperé. Varias semanas después llegaron mis resultados por correo electrónico. Entré al sitio y revisé mis resultados por encima. Para mi ojo inexperto, no había absolutamente nada sobresaliente. *Fiu.*

Luego, casi al final, una parte de los resultados requería que señalara una serie de viñetas y viera un video. Era para un gen asociado con enfermedad de Alzheimer. Sabía poco de la condición (entonces) y no estaba segura de que hubiera ningún caso en la familia. Me lo salté, taché todas las viñetas, pretendí ver el video y abrí mis resultados. No eran buenos. De hecho, eran muy malos. Aprendí que me encontraba entre un minúsculo segmento de la población (menos de 2%, es decir, casi siete millones de estadounidenses) con dos copias de la versión épsilon 4 del gen ApoE. Nunca había escuchado siquiera de este gen, pero rápidamente me puse a estudiarlo para saber lo más posible.

Algunas de las estadísticas de los homocigotos ApoE4 (las personas con dos copias de ApoE4) eran nefastas, sugerían que tenía más de 90% de probabilidad de desarrollar Alzheimer en la vida. Lo que es peor, los investigadores a veces describían el ApoE4 como el gen de la "debilidad". Los portadores no solo están predispuestos a la enfermedad de Alzheimer y otras demencias, sino a cardiopatías, y tienden a una longevidad más corta. En mi investigación me topé con una anécdota sobre James Watson, el codescubridor de la estructura del ADN. Él pidió que secuenciaran su genoma, pero no optó por dejar fuera *un* gen: el ApoE. Saber que podía tener una copia de ApoE4, ya no digamos dos, era más de lo que podía soportar. El consenso en aquel entonces era que no se podía hacer nada para mitigar el riesgo. Ya empezaba a sentir el peso de lo que implicaba todo lo que estaba aprendiendo.

Esto fue hace más de ocho años. Me dirigí a la Asociación de Alzheimer para tener más información. Su sitio web indicaba que la enfermedad de Alzheimer era incurable, intratable y progresiva. En promedio, los pacientes morían en un lapso de 10 años de percibir síntomas. Lo que más me asustó fue su aseveración de que no se podía prevenir el Alzheimer. En ese tiempo mi primo fue diagnosticado con la enfermedad a partir de ciertos síntomas y los resultados de su líquido cefalorraquídeo. Yo consideraba la enfermedad algo que solo afectaba a gente mayor, pero mi primo era varios meses más *joven* que yo. Su experiencia trajo esta amenaza, que inicialmente consideré parte de mi futuro, hasta mi realidad presente. Era oficial, estaba petrificada de terror.

Ya presentaba algunas cuestiones cognitivas en aquel tiempo, pero las había estado atribuyendo al estrés, a la perimenopausia, a mi estilo de vida ocupado, a cualquier cosa menos Alzheimer. Solo para mi tranquilidad, decidí hacer algunas pruebas cognitivas a través de una página de entrenamiento cerebral en línea. Siempre había sido buena para aprender y una excelente estudiante. Quedé impactada al descubrir que había sacado un puntaje a la mitad del percentil 30 para mi grupo de edad.

Repetí la prueba varias veces, pero sacaba invariablemente el mismo resultado. Hablé con mi esposo, mi roca, buscando esa seguridad, que me dijera que estaba exagerando todo. Le conté de mi alto riesgo genético de desarrollar Alzheimer y mi bajo puntaje en la prueba cognitiva. En lugar de calmarme, dijo: "¡Bueno, eso explica muchas cosas!". Mi respuesta inicial fue enojarme con él. ¿Por qué no podía calmarme? Pero él también estaba preocupado. Bruce es piloto de una aerolínea internacional y muchas veces se va de casa hasta una semana. Le había estado llamando la atención lo mucho que yo me iba deteriorando cada vez que él regresaba de un viaje.

Me vi forzada a ser objetiva conmigo misma y admitir que había estado lidiando con esto durante un rato. Había tenido varios encuentros recientes en comercios locales con gente que me saludaba efusivamente y hablaba con toda intimidad de mi familia y la suya. Yo sabía que supuestamente las tenía que conocer, *pero no la conocía*. Me escabullí como pude de esas conversaciones, intentando alejarme lo más rápido posible. Tuve un episodio cuando manejaba del trabajo a mi casa, siguiendo mi ruta de siempre. Miré un semáforo cerca de la casa y por unos segundos, aterradores, no tenía ni la menor idea de dónde estaba. Esa sensación reaparecería en ocasiones sin advertencia. Me preocupaba tanto que empecé a planear mis rutas, incluso a lugares conocidos. Con el tiempo, mi mundo se volvió más y más pequeño.

Noté que mi personalidad estaba cambiando. Toda mi vida había sido ocurrente, curiosa, animada y trabajadora. Ahora me costaba mucho trabajo seguir las conversaciones. También había sido una lectora voraz, pero me costaba mucho trabajo recordar los personajes, la trama, hasta la oración que acababa de leer. Leer por placer ya no me provocaba placer. Las cosas sencillas que alguna vez habían sido fáciles —como balancear mi chequera, pagar las cuentas o calcular la propina en un restaurante— se me dificultaban. No lograba entender por qué me costaban trabajo las tareas más básicas. Mi esposo y mi hijo me comentaron que me había vuelto irascible. Empezaron a cuidarse conmigo, tratando de no molestarme. Yo veía las miradas que intercambiaban, pero me sentía incapaz de arreglarlo.

Hasta entonces había pensado en la muerte como algo que sucedería en el futuro distante por alguna causa desconocida. Si en verdad tenía Alzheimer, acababa de encontrarme frente a frente con mi enemigo. Me di cuenta de que bien podía estar cayendo hacia lo que dolorosamente se ha descrito como "el largo adiós". Coincidió que una de las últimas novelas que había leído fuera *Siempre Alice*, en la que una mujer con Alzheimer de inicio temprano planea matarse, pero luego lo olvida y ya no puede hacerlo. Yo misma consideré la idea, pero mi plan era hacerlo *pronto, antes de olvidar*. Morir por perder la esencia de mí misma y hacer que mi familia cargara con la obligación de cuidarme era insoportable. Si me mataba, por lo menos moriría con dignidad y bajo mis términos. A la vez, una idea seguía creciendo en mi interior: "¿Y si los médicos están mal? ¿Y si hubiera algo que pudiera hacer para cambiar el curso de esto?".

Sentí un instinto casi animal de mudarme adonde había crecido, a orillas del lago Míchigan. Un lugar perfecto para morir… *o pelear*. No estaba segura todavía de cuál. Quería estar cerca de mi familia. Ya que portaba dos copias del gen, sabía que otros miembros de mi familia también tenían un riesgo incremental. El momento era perfecto, pues nuestro hijo se iba a la universidad. Mi esposo y yo dejamos la maravillosa vida que habíamos construido al pie de las montañas del norte de Georgia y nos mudamos al noroeste de Indiana. Llegamos a un pequeño departamento sobre un laguito, a unas cuantas calles del lago Míchigan.

Recuerdo un incidente que ocurrió mientras estábamos en un viaje de cacería. Mi hijo estaba confundido y molesto con nosotros por dejar nuestra hermosa casa, a nuestros amigos y todo lo que nos era familiar. No podía comprender por qué nos estábamos mudando. Finalmente le conté todo. Le conté que tenía un alto riesgo de desarrollar Alzheimer, cómo ya estaba mostrando síntomas y mi miedo de estar muriendo. Mi hijo, un hombre fuerte e independiente de 1.87 metros de altura, se echó a llorar. Nos abrazamos y sollozamos juntos. Me dijo: "Mamá, no quiero que te mueras".

En aquel instante supe que tenía que pelear. Tenía que estar ahí para mi hijo. Quería conocer a su futura esposa y a sus hijos. Esa era la motivación que necesitaba. *Elegí vivir.*

Perdida en el laberinto médico

Antes de desarrollar los pasos que finalmente condujeron a mi recuperación, quiero comentar los diversos síntomas médicos tan extraños y al parecer no relacionados que experimenté hasta ese momento. En retrospectiva, ahora me doy cuenta de que varios contribuyeron de forma directa a mi deterioro cognitivo o fueron el resultado de sus precursores subyacentes.

La hipoglucemia (baja de glucosa en sangre), que experimenté intermitentemente a lo largo de mi vida adulta, empeoró de una manera dramática en los años que precedieron a ese momento de la verdad. Casi pierdo la conciencia un par de veces. Me vi forzada a comer más y más seguido solo para mantenerme estable. Ahora que lo veo, claramente era resistente a la insulina. Casi seguro tenía picos altos posteriores a esas bajas de glucosa. Por primera vez en mi vida, mi peso aumentó poco a poco nueve kilos por encima de mi media, en particular alrededor del abdomen, y mi presión arterial también tendió a subir, en un promedio de 140/90.

Durante este tiempo empecé a padecer sudoraciones nocturnas debilitantes y síntomas de extrema alergia que incluso me llevaron a una anafilaxis, una reacción alérgica fatal. Desarrollaba salpullidos y erupciones parecidas a ronchas, bochornos, ataques de estornudos, constricción en garganta y pecho que me hacían jadear por aire, acompañados de taquicardia (ritmo cardiaco acelerado), todo revertido por mi EpiPen. Mi alergólogo hizo estudios extensos, los cuales revelaron que yo era alérgica a absolutamente *nada*. Sospechó que tenía síndrome de activación mastocitaria (SAM, una disfunción del sistema inmunológico), más tarde confirmado en el Hospital de la Mujer Brigham, y me hizo tomar dosis inmensas de antihistamínicos. Aunque el tratamiento quizá salvó mi vida, en retrospectiva comprendo que los antihistamínicos, por sus propiedades anticolinérgicas, las cuales bloquean la acción de la acetilcolina, necesaria para el aprendizaje y la memoria, han estado correlacionados con el desarrollo de la demencia.

También había estado experimentando peores problemas de circulación sanguínea. Esto comenzó a inicios de mis treintas, poco después de que naciera mi hijo; mis manos y pies casi siempre estaban fríos y se llenaban de pequeñas llagas. Me diagnosticaron síndrome de Raynaud y me prescribieron un medicamento para la presión, para dilatar mis vasos sanguíneos y mejorar la circulación. Eso alivió inicialmente los síntomas, pero mi presión sanguínea cayó tanto, que estaba demasiado fatigada para funcionar. Posteriormente cambié a una dosis baja de aspirina todos los días, pero mis síntomas de Raynaud continuaron yendo y viniendo, escalando en ocasiones a extremidades cianóticas (dedos azules de manos y pies) que requirieron múltiples hospitalizaciones.

También correspondían a este cuadro mis constantes problemas gastrointestinales (GI) y de vejiga. Los síntomas gastrointestinales aparecieron por primera vez en mis veintes. Después de una comida, experimentaba un severo dolor abdominal y diarrea. Una vez, casi al final de mis veintes, empecé a experimentar un tipo diferente de dolor, ahora en la parte superior del abdomen, un dolor tan severo que no podía comer o siquiera tomar agua. Me dijeron que mis enzimas hepáticas estaban en extremo elevadas, pero salí negativa para hepatitis. Me hospitalizaron semanas con una intravenosa y morfina para el dolor sin haber recibido un diagnóstico definitivo.

En mis cuarentas, el dolor de abdomen alto volvió y peor. Los doctores determinaron que mi vesícula había dejado de funcionar y finalmente la retiraron. El cirujano notó que la vesícula estaba envuelta en capas de adhesiones, lo que indicaba que podía haberse desgarrado décadas atrás. Sin embargo, en lugar de darme alivio, me sentí todavía *más enferma* después de la cirugía. Mi motilidad gastrointestinal se detuvo por completo y se me desplomó la presión. No podía comer o siquiera levantarme. Acabé de regreso en el hospital y finalmente me rescataron lo medicamentos para subirme la presión, además de que me indicaron usar megadosis de MiraLAX, polietilenglicol, como laxante, que después me enteré es bastante tóxico.

A inicios de mis veintes experimenté mi primera infección de vejiga. Fue extraordinariamente severa y no se resolvía. Al final pasé *años* tomando antibióticos, a pesar de haber sacado un resultado negativo en un cultivo de vejiga porque una cistoscopía reveló que mi vejiga estaba tan inflamada, que mi urólogo la describió como si fuera "terciopelo rojo" y señaló que nunca había visto algo así. A pesar del tratamiento, seguí experimentando dolor severo en la vejiga y un sentido de urgencia de orinar que duró años.

Encima de todos estos problemas crónicos de salud se encontraba el traumatismo resultante de una colisión vehicular en mis treintas. Quedé inconsciente por un instante y sufrí un severo dolor de cabeza y un latigazo cervical, el cual me dejó un dolor constante que duró más de una década. Mi neurólogo me recetó amitriptilina, un antidepresivo, para ayudar con el dolor crónico. Es *otro* medicamento anticolinérgico, contraindicado para cualquiera con un alto riesgo de Alzheimer.

A finales de mis cuarentas me diagnosticaron un fibroma uterino sintomático grande. Opté por la embolización del fibroma uterino, en la que un radiólogo inyecta pequeñas partículas en las arterias que van al tumor, haciendo que se encoja con el tiempo. Mi fibroma sí se encogió finalmente, pero el abastecimiento de sangre a mis ovarios quedó dañado, lo que provocó que se diera un inicio abrupto de la menopausia, lo cual también puede propiciar el deterioro cognitivo. Once años después, de todas maneras tuve que pasar por una histerectomía y una reconstrucción pélvica como resultado de un trastorno familiar subyacente del tejido conectivo, del cual supimos por vez primera cuando tenía cinco años, y me repararon una hernia.

En una horripilante retrospectiva, sin siquiera saber que era genéticamente frágil, había pasado inconscientemente por múltiples rondas de anestesia general y había tomado muchísimos medicamentos (cantidades masivas de antibióticos, anticolinérgicos y cifras tóxicas de polietilenglicol), lo cual ayudó a mejorar los síntomas a corto plazo, pero pudo haber sido un daño potencial a mi cognición.

A pesar de ello, seguí presentando una fachada de valentía ante el mundo. Nunca me catalogué a mí misma como "enferma". Pocas personas siquiera sabían de mis problemas de salud. Una vez que me enteré de mi alto riesgo de Alzheimer, cuando todos en la familia se iban a dormir, me quedaba investigando en silencio hasta altas horas de la noche, tratando de descubrir si mis síntomas médicos podían estar relacionados. Nada de la literatura convencional que encontré hacía tal conexión. El Alzheimer siempre se describía como una afectación del cerebro nada más; ¿como si el cerebro estuviera desconectado del cuerpo? Eso no tenía sentido para mí.

Afortunadamente, 23andMe provee foros donde la gente se puede reunir para comentar lo que aprendió de sus resultados genéticos. Con el tiempo encontré el foro de Alzheimer y, con él, encontré a mis salvavidas, a mi familia postiza. Gente de todo el mundo que también estaba aprendiendo de su riesgo genético y lidiando con la información. *Dejé de sentirme sola.*

Mi recién encontrada tribu ApoE4 no solo aportaba un apoyo emocional vital, sino que, juntos, nos adentramos a profundidad en la ciencia. Queríamos aprender todo lo posible sobre nuestro gen de alto riesgo en un esfuerzo por encontrar estrategias capaces de prevenir, mitigar o retrasar el inicio del Alzheimer. Me devoré cuanto artículo o estudio científico nuevo encontraba, muchas veces con un diccionario médico al lado, tratando de encontrarle sentido a lo que estaba leyendo. Con el tiempo, nuestro grupo amasó una impresionante colección de información relacionada con el ApoE4. En 2013 trabajé con un pequeño grupo para mover nuestros comentarios a una página web propia, llamada ApoE4.Info, donde pudiéramos organizar y catalogar mejor nuestro trabajo. Poco después, nuestro proyecto alcanzó el estatus de organización sin fines de lucro, donde seguimos interactuando con investigadores de todo el mundo y dirigiendo una comunidad en línea, un perfil de Facebook y una wiki, donde damos apoyo e instrucción a quienes presentan el gen ApoE4, mientras buscamos respuestas para mitigar sus efectos patológicos.

Es importante recordar que en el año 2012 la comunidad médica no contaba con un consenso sobre qué estrategias, si es que alguna, podían adoptar los portadores del gen ApoE4 para protegerse a sí mismos, con una excepción: se recomendaba firmemente una dieta muy baja en grasa para protegerse contra la cardiopatía y, por default, del Alzheimer. En aquel entonces la teoría científica ortodoxa del Alzheimer era la hipótesis del amiloide, la cual proponía que la enfermedad era ocasionada por una acumulación de proteína malformada en el cerebro. Era un tiempo en que los investigadores muchas veces asociaban el colesterol alto con una carga mayor de enfermedad cardiovascular y placas beta-amiloide en el cerebro de quienes habían muerto con Alzheimer. Sin embargo, ya empezaba a surgir otra hipótesis que sugería que el Alzheimer en realidad era la "diabetes tipo 3" porque los pacientes con prediabetes y diabetes parecían estar en más riesgo de desarrollar la enfermedad.

Los miembros de nuestra comunidad estaban apasionadamente divididos por igual. Quienes se inclinaban hacia la hipótesis del amiloide tendían a comer una dieta baja en grasa y alta en carbohidratos, mientras que los que se inclinaba hacia la hipótesis alternativa comían una dieta alta en grasa y baja en carbohidratos. No teníamos idea de qué teoría iba a prevalecer. Literalmente, éramos canarios modernos en la mina de carbón, apostando nuestra vida.

Yo quería alistar la ayuda de un neurólogo y busqué al médico más estimado en mi zona. Le conté de mi alto riesgo genético y los síntomas que había experimentado. Le pregunté qué podía hacer para prevenir que empeoraran o, mejor aún, revertirlos. Su respuesta: "Buena suerte con eso". No hubo un ofrecimiento de hacer pruebas, tomografías… nada. Descartó las posibles estrategias de dieta y estilo de vida que le había llevado. Quedé devastada. Más adelante me enteré de que varios miembros de nuestra comunidad en ApoE4.Info habían tenido experiencias similares. Uno de nuestros miembros informó que su neurólogo de hecho dijo: "Vete a tu casa y espera a que se dé".

Encontrar mi camino de vuelta

Más o menos por aquel entonces encontré una plática en internet del doctor David Perlmutter. De inmediato capturó mi atención con el título "El Alzheimer se PUEDE prevenir". Lo escuché muchas veces. Tomé notas ávidamente, en especial sobre sus recomendaciones de suplementos. Era un médico neurólogo de Naples, Florida. Decidí visitarlo, pero tuve que esperar varios meses antes de conseguir una cita.

A la par, mi propio viaje de curación ya había iniciado. Conforme aprendía de estrategias potencialmente útiles con mi tribu de ApoE4, las aplicaba. Comencé con el ejercicio y empecé a verlo de otra manera. En lugar de obligarme a hacer entrenamientos como si estuviera en la milicia, visualizaba el ejercicio como un "tiempo para mí", una oportunidad de una hora (o más) diaria para cuidarme. Caminaba en exteriores todos los días. En ocasiones escuchaba música para meditar, a veces solo música que me hacía feliz. Los Rolling Stones y Neil Young me cantaban mientras caminaba por Lake Shore Drive, fascinada con la belleza y el poder del lago Míchigan. Algunas veces caminaba de vuelta al vecindario donde vivíamos cuando era chica; un trayecto de ida y vuelta de unos 11 kilómetros. Había vuelto a mi hogar a morir, y en cambio estaba encontrando fuerza en mis raíces.

Cambié mi alimentación, y lo primero fue eliminar toda el azúcar. Minimicé los alimentos procesados y refinados. Aprendí sobre el omega-3 y el omega-6, me esforcé por equilibrarlo y aumentar mi omega-3. Empecé añadiendo un poco de comida fermentada a mi dieta. Decidí tratar algunos suplementos específicos. El primero fue curcumina, un extracto de la cúrcuma. Me tomó tres intentos, pero finalmente encontré una marca que no causaba una activación mastocitaria, llamada Terry Naturally CuraMed. En cuestión de un día o dos me sentí con un ánimo más ligero y más animado. Los dolores corporales generalizados que habían estado presentes durante años se mitigaron claramente. Tenía más energía. Añadí otros suplementos. Por ejemplo, acetil-L-carnitina, ácido alfa-lipoico y N-acetilcisteína, de los que supe por la conferencia del doctor Perlmutter. De otros que recomendó, como el aceite de pescado y la vitamina D, ya sabía por artículos que había leído.

Al comprender que mi genotipo en alto riesgo elimina pobremente los metales pesados y las toxinas, encontré un bloqueador solar y un desodorante libres de aluminio, y alternativas para muchos de los productos de belleza y cosméticos que usaba y contenían químicos tóxicos. Dejé de usar barniz de uñas y en cambio usaba aceite de coco en las cutículas y las uñas de manos y pies. Dejé de usar enjuague bucal cuando me enteré de que, además de matar las bacterias nocivas, destruía las bacterias beneficiosas. Y por primera vez en la vida empecé a meditar. Encontré una libertad increíble al llevar mi mente hacia el interior, creando una sensación de calma que se extendía más allá de mis sesiones de meditación.

Para cuando llegué a ver al doctor Perlmutter a Florida, ya había mejorado mucho. Mi esposo me acompañó a esta cita largo tiempo esperada. La diferencia entre esta experiencia y la que había tenido con mi neurólogo local era como entre el día y la noche. El doctor Perlmutter me hizo pruebas cognitivas, hizo análisis de sangre y revisó mi vieja resonancia magnética, que había llevaba conmigo. Me instó a adoptar una dieta paleo, sin granos, baja en carbohidratos, que consistiera en alimentos enteros y sanos. También recomendó unos cuantos suplementos adicionales a partir de los resultados de mis análisis de sangre. Yo sabía que una dieta paleo era bastante más alta en grasa, algo que me puso nerviosa en ese momento. A través de la experimentación, nuestra comunidad ApoE4 estaba aprendiendo que teníamos una respuesta excesiva a la grasa alimentaria, en particular la grasa saturada. Pasó un tiempo antes de que integrara por completo a mi método esta recomendación.

No obstante, tanto mi esposo como yo nos sentimos inspirados a cambiar nuestra alimentación de una manera considerablemente radical después de ver al doctor Perlmutter. Cuando regresamos a casa empezamos a purgar sin misericordia nuestra bien abastecida cocina. No quedó casi nada al final, excepto por un montón de especias (seguramente caducadas) y unas cuantas verduras. Tenía que encontrarle el modo a esta nueva forma de comer, ¡o nos moriríamos de hambre! Descubrir cómo conseguir alimentos "saludables" en un pueblito fue todo un reto. Quedé impactada con la poca disponibilidad de productos frescos orgánicos en mis supermercados locales. Dado que eran más caros, muchas veces se quedaban en los anaqueles hasta pudrirse, dejándome una selección muy reducida. Pronto aprendí qué día se entregaba a cada tienda, y hacía mis rondas juntando hojas verdes orgánicas, verduras crucíferas coloridas y hierbas frescas locales.

Me costó trabajo encontrar proteína animal saludable. Todo lo que estaba aprendiendo sugería que la proteína animal de las operaciones de comederos de animales confinados (CAFO, por sus siglas en inglés) era subóptima y hasta cierto punto dañina. En un esfuerzo por incrementar sus ganancias, las CAFO albergan animales en espacios hacinados, bajo condiciones muy estresantes, lo que provoca que se enfermen y necesiten antibióticos. De hecho, en casi todas las operaciones comerciales les dan antibióticos de manera profiláctica para evitar infecciones. Estos animales reciben dietas antinaturales a base de granos, con hormonas de crecimiento que estimulan una maduración rápida y un aumento de peso. Aprendí que los efectos de los antibióticos y las hormonas de crecimiento llegan hasta nosotros, así como los efectos inflamatorios de los granos que comen. Encontrar pescados de pesca 100% salvaje y carne de res y aves de libre pastoreo no fue fácil en mi pueblo, pero finalmente encontré ciudadanos rebeldes que pensaban como yo e intentaban comer igual que nosotros. Conforme aprendimos de diversas cooperativas, mercados locales y puntos de entrega de granjeros que vendían directamente al consumidor, mi esposo y yo cargábamos nuestras hieleras para recolectar productos orgánicos locales de temporada, huevos recién puestos de gallinas libres y carne 100% de libre pastoreo. Nos enteramos de que Sam's Club (un viaje redondo de un par de horas más o menos) por lo regular tiene productos del mar de pesca salvaje congelada al momento.

Todavía me peleaba con ciertos episodios ocasionales de hipoglucemia. Pensaba que, si mi cuerpo estaba lidiando con un déficit de combustible, lo más seguro es que mi cerebro también. Había estado leyendo sobre trabajos experimentales usando cetonas para superar este déficit. Decidí experimentarlo por mí misma. Usando tiras de cetonas urinarias (que son hasta cierto punto útiles), empecé a trabajar activamente para entrar en cetosis. Primero extendí mi ayuno diario un poco más cada día, hacía ejercicio durante periodos más extensos y subí mi consumo de grasa alimentaria. Todas estas estrategias al fin pintaron mis tiras reactivas de un bello tono de rosa, indicando que estaba en cetosis. Con el tiempo, esto resolvió por completo mi hipoglucemia, y mi cognición dio un giro dramático para bien.

Con todas las estrategias que estaba aplicando, mis problemas médicos complejos y crónicos comenzaron a desaparecer. Ya no había momentos en que no reconociera a alguien que debería conocer. Me sentí confiada al manejar otra vez. Volví a leer. De hecho, dejé atrás las novelas que antes disfrutaba y empecé a leer revistas científicas y médicas. Me apasionaba aprender todo lo posible sobre mi gen ApoE4: cómo es que conducía a la enfermedad y cómo podía intervenir yo.

Fue en este punto, en septiembre de 2014, que un miembro de nuestra comunidad en ApoE4.Info compartió el enlace de un artículo del doctor Bredesen, "Reversal of Cognitive Decline: A Novel Therapeutic Program" (Reversión del deterioro cognitivo: un nuevo programa terapéutico). Este asombroso artículo describía el progreso de 9 de 10 personas en casos de estudio individuales, y detallaba la teoría científica detrás de ese éxito. Señalé programas específicos que habían usado estos pacientes para *revertir* el deterioro cognitivo. Estaba consciente de que ningún otro investigador de Alzheimer había hecho antes una afirmación tan audaz. Mi corazón empezó a latir más rápido al leer los casos. *Estas personas usaron estrategias muy similares a las que yo he estado empleando los últimos años para sanar mi propio deterioro cognitivo.* Lágrimas de alegría corrían por mis mejillas.

Decidí contactar al doctor Bredesen con un correo electrónico. Quería compartirle mi historia, hacerle saber que su método me había ayudado a mí también. Quedé impactada cuando me contestó y concertó una llamada. Hablamos ese mismo día. Me hizo muchas preguntas, y podía escuchar que estaba tomando notas. Le conté de nuestra comunidad de portadores del gen ApoE4, donde muchos empleaban el mismo método para prevenir y remediar los síntomas del deterioro cognitivo. Quedó encantado al saber de nuestra comunidad y nuestra labor. Yo no podía creer tanto su bondad como su curiosidad.

El doctor Bredesen ofreció revisar mis biomarcadores e hizo unas cuantas sugerencias. Me propuso probar suplementos herbales, como la ashwagandha (a veces llamada ginseng indio) para ayudar a lidiar con el estrés y mejorar el sueño. También me propuso que incrementara mi nivel de estrógeno con hormonas bioidénticas, pues estaba bastante bajo en ese momento. Los dos cambios tuvieron efectos positivos.

Varios meses después, en mayo de 2015, algunos miembros de nuestra comunidad ApoE4.Info organizaron nuestro primer encuentro en San Francisco. El evento inició con una visita al Instituto Buck para Investigación sobre Envejecimiento, que el doctor Bredesen había ayudado a fundar. A pesar de nunca haber conocido a los demás miembros en persona, sentí que era una reunión familiar. Nos dieron un recorrido guiado del magnífico edificio del instituto, diseñado por I. M. Pei. Mi parte favorita fue visitar el laboratorio de investigación del doctor Bredesen: ver sus probetas, sus cajas de Petri y los ratones transgénicos me ayudó a comprender por completo que su teoría había nacido de décadas de dura investigación en el laboratorio.

Luego nos llevaron al Auditorio Drexler, donde una buena multitud se había reunido para escuchar al doctor Bredesen. Él me había pedido que hablara primero para describir mi viaje. Me temblaban las rodillas; nunca había hablado en público antes. Sentí que todos contuvieron el aliento al unísono cuando empecé a compartir mi historia. Podía ver el efecto que tenían mis palabras en el público. Algunos abrazaron a sus seres queridos, sentados a su lado. Me di cuenta de que no era la única que había pasado por esto. Terminé diciendo: "Es un honor presentarles al hombre que ofrece *esperanza*, el doctor Dale Bredesen. Es lo que hizo por mí y por incontables otros en un ambiente que, al contrario, no ofrecía nada más que desamparo".

Después de esa reunión, el doctor Bredesen solía llamarme para compartir nuevos hallazgos de su investigación y su laboratorio. A diferencia de cualquier otro investigador de Alzheimer con el que tuviera comunicación, él también quería saber en qué estábamos trabajando nosotros. Le compartí mi emoción sobre las mejoras cognitivas adicionales que estaba experimentando al utilizar mi propia versión de un método levemente cetogénico. Pude sentir su escepticismo. La dieta paleo, recomendada por el doctor Perlmutter, y que estaba de moda en aquel entonces, es alta en proteína animal y grasa saturada; básicamente lo opuesto del intenso enfoque vegetal del doctor Bredesen. Yo había vinculado los dos enfoques en una forma que estaba resultando útil para mí y para otros en la comunidad. Reemplacé alimentos como el tocino, la mantequilla y el aceite de coco —altos en grasa saturada, que tenía un efecto negativo en mi perfil de lípidos— con pescados grasosos, aceite de oliva extra virgen, aguacate, nueces y semillas con un alto contenido de grasas mono y poliinsaturadas. Al mezclar esta versión modificada de la dieta con un ayuno más largo en el día y más ejercicio, otros miembros de la comunidad y yo estábamos provocando de manera endógena un leve nivel de cetosis que aportaba un estímulo cognitivo perceptible y energía estable, mientras que se reflejaba en excelentes biomarcadores glucémicos y de lípidos. Continué sacándolo a colación cada que hablábamos. El doctor Bredesen terminó una llamada memorable diciendo: "Oye, creo que estás en lo cierto". *Yo sabía que sí.*

El doctor Bredesen muy amablemente me buscó antes de publicar dos artículos importantes para compartir lo que había descubierto. El primero, publicado en septiembre de 2015, describía tres subtipos diferentes de Alzheimer (ahora se reconocen seis subtipos). Varios meses después, el doctor Bredesen me contactó para compartir un hallazgo más. Sorprendentemente, resultó que las toxinas del moho propician con frecuencia la enfermedad de Alzheimer, así como el síndrome de respuesta inflamatoria crónica (CIRS, por sus siglas en inglés). Se trata de una condición en la que algunos pacientes expuestos a toxinas, por lo general biotoxinas, como el moho y otras de las picaduras de garrapata, se enfermaban de forma crónica. Los síntomas tan dispersos sonaban mucho como el síndrome de activación mastocitaria, que una cantidad impresionante de miembros de la comunidad de ApoE4 y yo habíamos experimentado.

Para este momento ya había empezado a experimentar un estancamiento en mi curación. Viajar me era difícil. Si me desviaba en absoluto de mi dieta o dormía menos, realmente sentía los efectos. Empecé a tener problemas considerables para conservar mi temperatura corporal, temblando sin control hasta en climas cálidos. No estaba manejando bien el estrés. Lo que me daba más miedo era sentir que mi cognición desaparecía. El doctor Bredesen me animó a hacer pruebas de CIRS. En ocasiones nos encontrábamos en diversas conferencias o reuniones. Una vez pasé junto a él en una escalera y me gritó: "¿Cuál es tu TGF-beta-1? ¿Y tu C4a? ¿Sabes cuánta hormona estimulante de melanocitos?". Me sentí un poco acosada. No tenía idea de lo que estaba hablando.

Ante las repetidas exhortaciones del doctor Bredesen, sin embargo, finalmente hice unas cuantas pruebas. Por supuesto, dio en el clavo. Cada uno de mis análisis preliminares de CIRS estaban horriblemente fuera de rango. Una de las pruebas que me indicó hacer fue la del haplotipo HLA DR/DQ, una clase de firma genética que revela susceptibilidad a una biotoxina específica. Mi resultado indicó que era susceptible a una infección crónica de Lyme. *¿Enfermedad de Lyme?* Al recordar, sí había experimentado mordidas de garrapata a lo largo de mi vida. Había crecido con tres hermanos, me portaba como otro niño. Rodar por la tierra, construir fuertes en el bosque y correr a través de las dunas de pasto en la playa eran actividades comunes. Una vez, a principios de mis cuarentas, sin embargo, tuve una clase diferente de mordida de garrapata. Para cuando la descubrí, ya tenía la roncha delatora de enfermedad de Lyme alrededor. Mi médico me recetó antibióticos para el fin de semana, lo que pareció arreglar el problema, pero quizá la dosis no fuera lo suficientemente fuerte o el tiempo fuera muy corto.

El doctor Bredesen me ayudó a conseguir una cita con el doctor Sunjya Schweig del Centro de Medicina Funcional de California. Todos mis análisis para enfermedad de Lyme resultaron negativos, pero salí desorbitadamente positiva (con niveles de anticuerpos muy altos) para una coinfección de la enfermedad de Lyme llamada *Babesia duncani*. Conforme aprendí más de mi forma de babesiosis, supe que probablemente había sido la responsable de muchos de mis problemas de salud crónicos y quizá incluso había sido el principal precursor detrás de mi deterioro cognitivo. La *Babesia duncani* es una infección de los glóbulos rojos parecida a la malaria. En ocasiones, las células se agrandan y tienen dificultad para llegar a los capilares, lo que quizá propiciaría también mis dedos cianóticos. La falta de aliento, la desregulación térmica y hasta la taquicardia son síntomas comunes. Otro síntoma frecuente es el deterioro cognitivo. En muchas formas, yo era un clásico caso de babesiosis, *pero ninguno de mis médicos siquiera lo consideró*.

El doctor Schweig pudo saltarse muchas de sus recomendaciones básicas iniciales para curar la enfermedad: dieta, ejercicio, horarios de sueño, manejo del estrés, etcétera, puesto que yo ya había empezado a aplicarlos. Me puso en un régimen antimicrobiano, una infusión herbal enfocada en la babesiosis dos veces al día y recomendó inmunoglobulina intravenosa (IGIV), tratamiento de reemplazo para reforzar mi sistema inmunológico y atender mi hipogammaglobulinemia (baja IgG) que estaba cada vez peor. Pensó que mi sistema inmunológico había quedado saturado por la babesiosis y estaba "agotado". Tuve miedo la primera vez que recibí el tratamiento de IGIV en mi centro oncológico local, ya que uno de los posibles efectos secundarios es anafilaxis (que ya había experimentado antes). Estuve conectada a una IV para una infusión que duró casi cuatro horas. Pero me sentí bien a la mañana siguiente, o incluso *mejor que bien*. Salí a caminar mi hora y, por primera vez en mucho tiempo, tuve que correr. Me sentí tan llena de energía que no pude solo caminar. Ese beneficio extremo duró varios días después de la infusión y me indicó que estaba teniendo un efecto positivo.

Mi protocolo diario

Por favor ten en mente que he estado usando este método por ocho años, desde antes de que se pusiera "de moda", y mis estrategias han evolucionado con el tiempo. Lo que hoy hago no tiene nada que ver con lo que hice al principio. Primero di pequeños pasos para llegar hasta donde estoy ahora. Además, dado mi historial clínico y el riesgo genético tan alto, me esforcé mucho. Soy una nerd y disfruto mucho la ciencia, así que pruebo nuevas tácticas que llevan a modificaciones constantes de mi protocolo. Asimismo, es importante comprender que cada protocolo es único, basado en riesgos y en los factores específicos que propician la patología. Es de suma importancia identificar qué es lo que puede estar promoviendo cualquier patología potencial y convertir eso en una prioridad específica.

- Me levanto entre las 5:00 y las 6:00 a. m., sin alarma, después de siete u ocho horas de sueño. He entrado en un ritmo circadiano bastante ancestral, en el que me acuesto con el atardecer y me levanto con el amanecer. Me encantan mis mañanas y despertar llena de energía y propósito para empezar un nuevo día.
- Al despertar, tomo 15 minutos para meditar. Esta práctica me aporta una sensación de conciencia enfocada que me ayuda a tomar decisiones conscientes a lo largo del día.
- Me salto el desayuno y disfruto una taza o dos de café orgánico libre de moho (considera que algunos granos de café incluyen los mohos y las micotoxinas que producen), sin crema ni azúcar, con una pequeña cantidad de stevia. Tengo mucho cuidado de solo beber cosas con cafeína temprano en el día; por lo general, antes de las 9:00 a. m. Si hago trampa con un café en la tarde como para espabilarme, definitivamente afecta mi sueño.
- Para proteger el esmalte de los dientes por la acidez de mi café, tan pronto acabo de beberlo, me enjuago los dientes con agua antes de cepillarlos suavemente con una pasta sin fluoruro.

- También uso bloqueador sin aluminio y desodorante. Siempre consulto con la base de datos del Environmental Working Group destinada a la piel para saber cuáles son los productos y cosméticos más seguros.

- Después, salgo casi todos los días, sin importar el clima, y disfruto una caminata o una carrera de por lo menos seis kilómetros. Esta es mi parte favorita del día. Siento que pasar tiempo en la naturaleza es algo muy curativo. Me encanta ver las estaciones y la vida silvestre, y sentir el clima en mi piel. Todavía vivo cerca de las costas del lago Míchigan y veo extremos tremendos en el clima, desde vendavales que dificultan caminar, hasta temperaturas inferiores a cero. Es una manera de que yo practique hormesis, la teoría de que la exposición regular a la adversidad crea fuerza.

- Me gusta combinar técnicas y en ocasiones escucho podcasts educativos o tomo una clase en línea mientras hago ejercicio. Otras veces escucho mi música favorita para llenarme de energía o música para meditar si necesito resolver un problema. También me encanta dejar que mi mente divague cuando escucho a la naturaleza.

- Al regresar a casa me baño con jabón de Castilla no tóxico si estoy sudada. Varias veces a la semana entro a mi sauna portátil con un campo electromagnético bajo antes de bañarme para ayudar a desintoxicar más y crear proteínas de choque térmico que reparan las proteínas dañadas en mi cuerpo y me ayudan a curar el daño oxidativo antes de bañarme.

- Luego me preparo un vaso grande de té matcha (abundante en galato de epigalocatequina) a temperatura ambiente, con agua de sílice (la cual ayuda a quelar el aluminio), y luego pongo todos mis suplementos de la mañana, los que me han parecido más energizantes, en un pequeño ramequín y me voy a mi oficina para empezar mi día de trabajo. Es mucho menos desalentador tragar los suplementos cuando lo hago lentamente, a veces a lo largo de una hora, mientras trabajo. Si se siente demasiado pesado tragarlos, también camino casualmente alrededor de la casa o empiezo a andar en bicicleta estacionaria a un paso lento mientras los tomo. Con solo moverme, así sea despacio, me ayudo a pasar y digerir los suplementos con más facilidad. Ve mi lista completa a continuación:

* Ácido docosahexaenoico, 1 000 mg
* Aceite de hígado de bacalao, 1 cucharadita
* Suplemento plasmalógeno
* Curcumina (BCM-95), 750 mg
* Vitamina E (mezclada con tocotrienoles, 145 mg, y tocoferoles, 360 mg)
* Vitamina D_3, 6 000 IU
* Vitamina K_1 y K_2 (Life Extension, Super K), 1 cápsula
* Metilcobalamina, 1 mg
* Folato (Metafolin), 800 mcg
* Pirroloquinolina quinona, 20 mg
* Piridoxal-5-fosfato, 20 mg
* N-acetilcisteína, 600 mg
* Ácido alfa-lipoico, 225 mg
* Acetil-L-carnitina, 525 mg
* Ubiquinol, 200 mg
* Lectina (fosfatidilcolina), 333 mg
* Kinoko Platinum AHCC, 750 mg
* Resveratrol (mezcla Longevinex), 335 mg
* Ribósido de nicotinamida, 100 mg
* MegaSporeBiotic, 1 cápsula
* Amargo núm. 9 de Dr. Shade's, dos bombeos si siento el estómago demasiado lleno

- Mientras trabajo, me aseguro de estar caminando 10 o 15 minutos cada hora. Como trabajo desde casa, es una grandiosa oportunidad para hacer labores en casa lo que he aprendido a redefinir como "oportunidades para hacer ejercicio".

- Alterno entre un ayuno de 16 y 24 horas, por lo general con una comida al día, en ocasiones dos. Estoy consciente de que esto le parece extremo a mucha gente. Ten en mente que me tomó mucho tiempo llegar a este punto. Cuando empecé el protocolo tenía resistencia a la insulina y muchas veces despertaba con hipoglucemia a mitad de la noche y tenía que comer algo. Sané mi metabolismo a pasitos, permitiendo que mi cuerpo pudiera entrar en cetosis, así que ahora puedo ayunar fácilmente durante más tiempo.

- Mis cetonas muchas veces están en su punto más alto en ese momento del día (por lo general entre 1 y 2 mM), justo antes de romper el ayuno. He llegado a revisar mis cetonas, pero rara vez reviso mi glucosa en este momento de mi recuperación. Mi Hba1c se ha mantenido estable entre 4.7 y 4.8 durante años, y mientras que las revisiones regulares de glucosa y cetonas, así como llevar un diario de mi consumo de alimentos con una herramienta en línea llamada Cronometer (cronometer.com), fue muy útil en el principio, ya no tengo la necesidad de ese nivel de registro detallado.

- Antes de romper el ayuno bebo un vaso de agua con limón y a veces con jengibre también para desintoxicar, y tomo dos cápsulas de glucosamina condroitina para ayudarme con la sensibilidad a la lectina. (Las lectinas, como el gluten, son proteínas vegetales pegajosas que pueden provocar inflamación en quienes son sensibles). Aun cuando suelo comer una dieta baja en lectinas y libre de granos, a la par uso la glucosamina condroitina para ayudar a bloquear los efectos de las lectinas remanentes de otras verduras en mi dieta.

- Como dos comidas completas cuando noto una tendencia a la baja en mi peso. Casi siempre disfruto mi primera comida después del mediodía y suelo incluir dos huevos pasteurizados con un plato de verduras orgánicas no almidonadas, compuesto de hojas verdes, crucíferas y verduras de varios colores (algunas crudas, otras cocidas), incluyendo fibra prebiótica, como la jícama, los hongos y las cebollitas, junto con una pequeña porción de almidones resistentes, como un poco de camote cocido y frío, más unas cuantas cucharadas de verduras fermentadas. Aderezo mis verduras con cantidades libres (varias cucharadas) de aceite de oliva extra virgen alto en polifenoles, con hierbas y especias frescas, junto con sal del Himalaya y verduras marinas secas, para el yodo.

- Después de cada comida me paso el hilo dental con cuidado y cepillo mis dientes suavemente con una pasta sin fluoruro. Dado que hay un fuerte vínculo entre la salud oral y la salud cerebral, también limpio mis dientes con un profesional tres veces al año, en lugar de dos, aun cuando no tengo ningún problema crónico periodontal o de otra índole.

- Varias veces a la semana tomo una taza de caldo de huesos de libre pastoreo por sus beneficios para la salud intestinal, acompañando la comida.

- Entre cinco y siete días a la semana realizo un programa de entrenamiento de fuerza Kaatsu de 30 minutos. Se trata de una práctica japonesa terapéutica que restringe levemente el flujo de sangre a los brazos y las piernas, engañando a los músculos a creer que están trabajando mucho más de lo que en realidad hacen. El beneficio es doble. En primer lugar, estoy aumentando mi fuerza muscular sin romper fibras musculares. Este es un beneficio inmenso para todos, pero en particular para quienes son de mediana edad y más grandes. En segundo lugar, al crear este estado levemente hipóxico en mis músculos, estoy regulando al alza muchas de las hormonas de crecimiento curativas, como el factor neurotrófico derivado del cerebro (FNDC) y los plasmalógenos, que también tienen beneficios neuroprotectores.

- Después del ejercicio o el sauna, y a lo largo del día, cuido mucho estar hidratada. Sorbo agua filtrada a temperatura ambiente o San Pellegrino como una forma refrescante de reabastecer minerales. Como ya mencioné antes, también uso sal de mar para evitar la gripa cetogénica (síntomas similares a la gripa que en ocasiones se dan durante la cetosis, a menudo debido a la pérdida de líquido) y mantener mi equilibrio de líquidos. Estar bien hidratado promueve una desintoxicación óptima.

- Suelo tomar un descanso a media tarde para trabajar y retarme a una sesión de 20 minutos de entrenamiento cerebral con Brain-HQ u otro sitio web para entrenar el cerebro. Actualmente estoy experimentando con Elevate y me gusta que los ejercicios se traduzcan en mejoras tangibles en mi desempeño dentro de la vida cotidiana.

- Después de eso me gusta meditar otros 15 minutos. No siempre cumplo con esta segunda sesión, pero me siento mucho mejor cuando logro incorporarla en mi agenda. La práctica regular tiene tremendos beneficios en mi estado de ánimo, mi energía y mi sueño.

- Como mi segunda comida entre 4:00 y 5:00 p. m., o un poco antes, entre 2:00 y 3:00 p. m. si solo haré una comida. Si mi esposo está en casa, volvemos esta comida principal un tiempo para celebrar. Por lo general estamos lejos, cada uno enfocado en su propia agenda, y este es nuestro momento para reconectar y nutrirnos con comida. A menudo planeamos nuestro menú mientras tomamos el café de la mañana y cocinamos juntos. Una comida típica podría incluir pescado salvaje, como salmón rojo de Alaska y una ensalada grande y colorida, que consista en una variedad de verduras orgánicas no almidonadas, con un alto contenido de fibra (algunas cocidas, otras crudas), aderezadas libremente con aceite de oliva extra virgen alto en polifenoles, muchas hierbas frescas y especias, sal del Himalaya y verduras del mar secas para añadir yodo. Si es nuestra única comida del día, por lo general alternamos nuestra proteína entre huevos pasteurizados o pescados salvajes bajos en mercurio. Siempre incluimos en nuestro plato un poco de almidones resistentes, fibra prebiótica y verduras fermentadas.

- Procuro no incluir colaciones entre comidas, pero si solo voy a hacer una comida principal (restringiéndome a una ventana de alimentación de cuatro horas), pico libremente mientras cocino, e incluso a veces como una colación una hora después más o menos. Esto me ayuda a mantener mi peso sin atascarme en una sentada.

- Para darme un gusto ocasional, a veces bebo entre 60 y 90 mililitros de vino tinto orgánico bajo en alcohol y libre de azúcar después de mi comida principal.

- En ocasiones disfruto un postre dentro de mi ventana de alimentación. Uno de mis favoritos es nueces de Castilla orgánicas crudas, almendras fileteadas, hojuelas de coco y moras silvestres con un poco de leche de cabra o de nueces sin azúcar. Otro sería elegir con cuidado un cuadrito o dos de chocolate amargo (bajo en cadmio y plomo), de 86% de cacao o más.

- Dejo de comer alrededor de las 6:00 p. m. (por lo general, mucho antes) y me pongo mis lentes bloqueadores de luz azul si sigo usando pantallas o luz artificial. Prefiero bajar las luces durante este periodo de relajamiento y trato de evitar tener conversaciones o hacer trabajos estimulantes.

- Me gusta tomar mis suplementos de la noche una hora más o menos antes de acostarme, con nada más la cantidad suficiente de agua para pasarlos bien y evitar tener que correr al baño a la mitad de la noche. Abajo puedes ver mi lista completa de suplementos y medicamentos nocturnos, los que he notado que tienen un efecto sedante:

- Glicinato de magnesio, 1 500 mg
- Melatonina, 3 mg
- Ashwagandha, 300 mg
- Ácido gamma-aminobutírico, 500 mg
- Parche transdérmico de estradiol, 0.1 mg al día, que cambio a media semana
- Progesterona, 100 mg
- Gel de testosterona, 1 o 2 gotas aplicadas en el antebrazo una noche sí y otra no
- Prebiótico SunFiber, 1 cucharada
- Digestive Advantage de Schiff, 1 cápsula
- Naltrexona de baja dosis, 3 mg

- Cada dos meses sigo necesitando una infusión de IGIV para mantener mi IgG dentro de rango normal, aunque cercano al margen inferior. Después de varios años de tratamiento, ya me encuentro libre de babesiosis y he podido disminuir tanto la dosis como la frecuencia de mi terapia intravenosa. Mi esperanza es que, conforme sane mi sistema inmunológico, se vuelva innecesaria.
- Antes de acostarme uso una luz bloqueadora de luz azul, lavo mi rostro suavemente con un limpiador no tóxico y empleo la práctica ayurvédica de enjuagarme con aceite de coco, el cual tiene propiedades antimicrobianas. Solo derrito una o dos cucharadas de aceite de coco en mi boca y lo paso por y entre mis dientes durante 15 minutos. Me parece una práctica muy relajante y (no entiendo por qué) también me ayuda a dormir más profundamente.
- Me gusta irme a la cama (no necesariamente a dormir) alrededor de las 8:00 p. m. Durante este periodo de relajación, mi esposo y yo hacemos repeticiones adicionales de Kaatsu pasivo con nues-

tro sistema neumático automatizado. Las bandas se inflan y se desinflan solas mientras nosotros nos relajamos y leemos algo en la cama. En ocasiones hago inconscientemente ejercicios isométricos suaves durante este tiempo. Me di cuenta de que realizar varios ciclos de Kaatsu antes de dormir me ayuda a conciliar el sueño más rápido y dormir más profundamente.

- Uso este tiempo para leer ficción agradable con la aplicación de Kindle en mi iPad, ajustando la intensidad de la luz a lo más bajo y con el modo nocturno encendido para bloquear la luz azul. También apago las luces y mantengo nuestra recámara en total oscuridad. Cualquier entrada de luz, por pequeña que sea, puede interferir con la producción de melatonina. También elegí mi iPad para que se apague automáticamente si dejo de moverla durante cinco minutos. Lo cual muchas veces me permite quedarme dormida tranquila sin tener que apagar la lámpara del buró.
- Asimismo, duermo sobre una cubierta de enfriamiento para el colchón, sin campo electromagnético, a 18 °C, que me ayuda a dormirme más rápido, ya que la temperatura corporal baja ayuda además a estimular la producción de melatonina. Y puesto que en ocasiones me muevo y me giro dormida, me tapo con una cobija pesada, que casi de inmediato me aporta una sensación de tranquilidad que me ayuda a quedarme dormida.

Son raras las ocasiones en que aplico mi protocolo a la perfección. Solo hago lo mejor que puedo. Así como todos, enfrento decenas de decisiones a lo largo de cada día. Estoy completamente consciente de que algunas me llevan hacia la salud, mientras que otras me alejan de ella. Conforme encuentro estas encrucijadas en el camino, recuerdo una cita muy directa y a la vez emotiva de *The Shawshank Redemption* que resume bellísimamente las consecuencias finales de mis decisiones y me ayuda a mantenerme por el buen camino: "Ocúpate de vivir u ocúpate de morir". Yo hago lo mejor que puedo para escoger cada día, de manera consciente, vivir. Los beneficios han sido enormes y han hecho que mi vida sea sustentable para mí.

En lugar de sentirme amargada por haber sufrido durante tantos años sin respuestas, me siento bendecida de tenerlas ahora. Quizá, dado que recuerdo con tanta claridad mis peores momentos en este viaje, veo cada día como un regalo.

Los resultados de mis pruebas cognitivas han aumentado dramáticamente, de la mitad del percentil 30 a lo más alto del percentil 90 para mi grupo de edad. Sin embargo, lo que más me sorprendió fue que muchos de mis previos problemas de salud han desaparecido por completo o han mejorado enormemente. Ahora me siento más sana y más fuerte, con una energía constante y en calma a lo largo de día, que en ningún otro momento de mi vida adulta. Se necesitó la mirada perspicaz del doctor Bredesen para identificar cuál era el probable precursor principal de mi deterioro cognitivo y mis múltiples síntomas médicos al parecer desconectados. Ese conocimiento aportó información vital, permitiéndome embarcarme en un viaje de curación bien dirigido que continúa hasta hoy en día.

Sé que mi transformación no hubiera sido posible sin mi esposo, Bruce. No solo ha caminado a mi lado en términos de apoyo, sino que ha adoptado la gran mayoría de mis cambios de dieta y estilo de vida… *y se ha beneficiado enormemente.* Perdió 14 kilogramos, suplió su llantita por músculo y ya no toma ninguna prescripción médica. Como piloto de una aerolínea internacional, que muchas veces elige ayunar durante los largos vuelos transatlánticos, está impactado con la poca energía y atención de sus copilotos más jóvenes, que necesitan carbohidratos para tener combustible. A su vez, ellos no pueden creer que él tenga tanta energía. Muchos han empezado a pedirle consejos de salud y han elegido al final adoptar su método. De hecho, en una valoración médica reciente que exige la Federación de Aviación semestralmente, su médico le pidió que le revelara su secreto para envejecer en retroceso. Para las parejas que se sienten indecisas sobre adoptar el protocolo, les prometo que no les hará daño, y no tengo duda alguna de que mucho de mi éxito radica en el hecho de que lo hemos convertido en "nuestro estilo de vida", en lugar de "mi tratamiento".

Mi hijo, que en un momento me rogó que no muriera, ya se graduó de la universidad. Inesperadamente, eligió seguir los pasos de su padre y volverse piloto. Ya sobreviví lo suficiente para conocer a su esposa y bailar en su boda. Mi esposo y yo nos mudamos del pequeño departamento, donde hace tiempo me preparaba para mi último capítulo, más hacia adentro de nuestra colonia, aún en el mismo hermoso lago, donde renovamos una vieja casa descuidada con mucho espacio para recibir a nuestros futuros nietos. Seguido caminamos tomados de la mano por el vecindario, fascinados con nuestros años extra, de los cuales casi nos perdemos.

Quizá hayas visto ese comercial de televisión donde la Asociación de Alzheimer busca su primer superviviente para poder presentarle una flor blanca especial. Quédense con su retoño raro. Denme hierbas y flores silvestres con raíces profundas, que rompan el suelo más duro y sobrevivan las condiciones más duras, sobreviviendo donde no deberían, con una belleza tenaz y subestimada, solo reconocida por quienes están dispuestos a ver más allá de lo esperado.

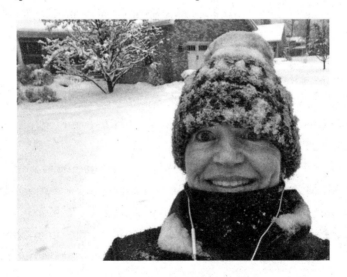

Comentario

El impresionante viaje de Julie refuerza el punto de que el deterioro cognitivo es una respuesta a las agresiones que a menudo son múltiples y sistémicas: su babesiosis, las numerosas infecciones, varias dosis de antibióticos, las anormalidades de glucosa, las diversas administraciones de anestésicos, los anticolinérgicos, los antihistamínicos y una rápida inducción a la menopausia propiciaron probablemente en conjunto su deterioro cognitivo, el cual, en particular ante la presencia de dos copias del gen proinflamatorio ApoE4, son inductores de alteraciones asociadas con el Alzheimer.

Hacerse cargo de estos factores que lo propician, en general rectificando el desequilibrio genético entre su alelo ApoE4 ancestral y la acumulación de agresiones modernas la condujo a una mejora, la cual se ha mantenido e incluso ha progresado. De hecho, su historia y la de los más de 3 000 miembros de la comunidad de ApoE4.Info son ejemplos vivos de la traducción en la vida real de nuestros hallazgos en el laboratorio y la teoría consecuente. Julie compartió su investigación con su comunidad y su experiencia personal experimentando el protocolo durante más de ocho años para ayudarnos a crear los detalles del programa. Estoy profundamente agradecido por el trabajo que ha hecho y el esfuerzo diario que comparte con nosotros para reducir la carga global de la demencia.

La historia de Julie también ilustra de una manera hermosa dos lecciones sobresalientes de los años de investigación y las múltiples personas ahora en el protocolo. Primero, la era de desesperanza ha terminado. Segundo, ¡sigue optimizando! Le tomó varios años a Julie atender todos los factores que pro-

piciaron su deterioro cognitivo, lo mismo que a Marcy. Por tanto, no importa si respondes al inicio o no, por favor sigue
afinando tu programa para obtener los mejores resultados.

Ya escuchaste de viva voz las historias de siete personas distintas —siete de cientos— que han experimentado deterioro cognitivo y en lugar de solo desacelerar el declive, en realidad lo
han *revertido*. Es más, su mejoría ha sido *sostenida*, en lugar de
volver al deterioro. Usaron un método de medicina dirigida y
precisa para lograr esta reversión.

Recientemente publicamos un artículo donde describimos a
100 pacientes que siguieron el mismo protocolo y que obtu-
vieron como resultado una mejoría documentada y cuantificada
en cada uno. En las siguientes secciones se describirá a detalle este método particular y sistémico para atender el deterioro
cognitivo. Yo espero que cada persona tenga el mismo éxito
que vieron Kristin, Deborah, Edward, Marcy, Sally, Frank y Julie, y
cientos de personas como ellos.

Por último, ¿podría ser posible extrapolar la estrategia utiliza-
da para estos siete sobrevivientes a otras enfermedades? La
pregunta se comentará en el capítulo 11. Mientras tanto, existe
la necesidad crítica de una solución para el raro paciente con
enfermedad de Alzheimer familiar: alrededor de 95% de los pacientes con Alzheimer tiene Alzheimer esporádico, que es el estándar, en cuyo caso puede haber un riesgo hereditario —a
menudo por el ApoE4—, pero no hay certeza de que los pacientes en riesgo de Alzheimer esporádico ciertamente lo desarro-
llen. En cambio, para el otro 5%, del raro Alzheimer familiar,
existe una herencia directa de certeza y ningún estudio con fármacos ha afectado jamás el resultado de esos pacientes. Al ser
puramente genético, quizá ninguna intervención que no sea

alterar el gen mismo demostrará efectividad, pero tal vez lo que hemos aprendido hasta ahora se pueda extrapolar para ayudar a las familias con enfermedad de Alzheimer familiar.

Linda y los miembros de su familia tienen esta mutación, una mutación muy poco frecuente del gen APP mismo, la proteína amiloide precursora de donde se deriva el péptido amiloide. Cada uno de los miembros de su familia que presenta la mutación desarrolla enfermedad de Alzheimer entre los 39 y 51 años de edad, así que puedes imaginar fácilmente lo difícil que ha sido para los niños y hermanos ver cómo un miembro de la familia tras otro desarrolla demencia grave.

Hay más de 100 familias en el mundo con mutaciones de APP asociadas con Alzheimer, y nunca han surgido resultados que insinúen una esperanza para estas familias. El médico de Linda fue lo suficientemente amable como para ponerla en su automóvil y llevarla cientos de kilómetros para verme en 2013, así que Linda es la paciente cero para la enfermedad de Alzheimer familiar. Desafortunadamente, ya tenía una gran cantidad de acumulación amiloide en su tomografía computarizada. No obstante, sus síntomas seguían siendo leves, y sin ninguna alternativa demostrada, comenzó a seguir nuestro protocolo. Hace poco celebró su cumpleaños número 54 y tuvo una evaluación neuropsicológica extensa, sin mostrar ningún deterioro en los últimos ocho años. ¿Qué tanto puede durar este retraso de los síntomas? ¿Es posible que ocurriera al azar? Solo el tiempo lo dirá, pero espero que Linda demuestre ser otra sobreviviente de Alzheimer.

SEGUNDA PARTE

HACIA UN MUNDO DE SOBREVIVIENTES

Capítulo 8

Preguntas y empuje: entrenamiento de resistencia

La única manera de evitar la crítica es
no hacer nada, no decir nada y no ser nada.

ARISTÓTELES

Como podrás imaginarte, desde que se publicó nuestro artículo médico original sobre la reversión del deterioro cognitivo en 2014, junto con artículos de seguimiento en 2015, 2016 y 2018, han surgido muchas preguntas, se han pedido explicaciones y se han articulado inquietudes, y se ha exteriorizado un amplio escepticismo en relación con los resultados publicados. Esto es comprensible: estamos mostrando algo que las publicaciones nunca antes habían mostrado, por lo que el escepticismo está justificado. Por tanto, respondí, clarifiqué, expliqué y aporté pruebas en esta sección, comentando algunas de las principales preguntas y críticas que hemos recibido.

¿Este método es útil para otras enfermedades, como el Parkinson o la demencia con cuerpos de Lewy o la enfermedad de Lou Gehrig (esclerosis lateral amiotrófica)?

Todavía no tenemos información suficiente para determinar si este mismo método sería efectivo para los síntomas de enfermedades neurodegenerativas que no sean Alzheimer y sus heraldos, el deterioro cognitivo leve y el deterioro cognitivo subjetivo. Es más, el protocolo tendría que modificarse para considerar los diversos mecanismos subyacentes de cada enfermedad, así que no sería idéntico al protocolo ReCODE empleado en el deterioro cognitivo. Así pues, ya hicimos las modificaciones iniciales, pero a la fecha solo tenemos algunos resultados anecdóticos. Por ende, se necesita más trabajo para determinar si las versiones modificadas del protocolo de hecho serán útiles para las personas con estas otras condiciones neurodegenerativas. Sin embargo, sí tenemos en nuestro haber ejemplos de enfermedad con cuerpos de Lewy con una mejora documentada, y las evaluaciones de pacientes con cuerpos de Lewy sugieren que está relacionado con la enfermedad de Alzheimer tipo 3 (tóxica) en cuanto a que suelen estar presentes niveles altos de toxinas (toxinas de metales, toxinas orgánicas o biotoxinas).

¿El aceite de TCM y el aceite de coco son grasas saturadas y, por ende, malas en particular para personas con el alelo ApoE4?

Las personas que son positivas para el alelo ApoE4 sí tienen un riesgo mayor de enfermedad cardiovascular que las personas negativas, por lo que la grasa saturada es preocupante. Sin embargo, el aceite de TCM y el aceite de coco son muy útiles para muchas personas cuando quieren alcanzar la cetosis, lo mismo que para quienes desean evitar los carbohidratos simples mientras cubren su necesidad de energía. Es así que tenemos dos formas muy sencillas de obtener lo mejor de ambos mundos, es decir, mejorar la energía del cerebro mientras se evita la enfermedad vascular. Primero, puedes usar aceite de TCM o aceite de coco durante el primer mes o los dos primeros del protocolo como apoyo para la cetosis, luego revisar tu LDL-P (cantidad de partículas LDL) y equilibrar tu aceite de TCM o de coco con aceites insaturados, como el aceite de oliva, para ayudarte a mantener tu LDL-P inferior a 1 200 nM, a la par que ingieres las grasas que necesitas para continuar en cetosis. La segunda forma es simplemente usar sales de cetonas o ésteres de cetonas para alcanzar la cetosis, evitando así la grasa saturada del aceite de TCM y de coco. En cualquiera de los dos casos, la meta es aportar suficiente energía en la forma de cetonas, mientras minimizas los carbohidratos simples como el azúcar, el jarabe de maíz de alta fructosa y pan, y te vuelves sensible a la insulina. A la larga, es preferible alcanzar una cetosis endógena (quemando tu propia grasa) en lugar de tomar cualquier forma de cetonas exógenas, pero si no es posible, entonces tomar una de estas formas de cetonas exógenas puede ser de mucha ayuda.

¿Qué tan tarde en el transcurso de la enfermedad de Alzheimer funciona el protocolo ReCODE?

Como se dijo anteriormente, hemos visto cierta mejoría en unas cuantas personas con un resultado de 0 en la MoCA (Prueba de Evaluación Cognitiva de Montreal) —por ende, muy tarde en el desarrollo—, pero entre más tarde se empiece el protocolo, menos probable será que ocurra un avance y este será, en general, menos completo. Como regla, prácticamente todas las personas con deterioro cognitivo subjetivo que sigan el programa mejorarán, la mayoría de las personas con deterioro cognitivo leve también, y algunas con Alzheimer enteramente desarrollado.

Rosie es una mujer de 75 años de edad con enfermedad de Alzheimer avanzada. No podía hablar, no podía levantarse ni caminar, y no podía pasarse de la cama a la silla por sí sola. Empezó a aplicar el protocolo y, después de tres meses, comenzó a hablar en oraciones, interactuando con su familia y los niños de los vecinos, podía moverse de la cama a la silla y era capaz de levantarse y caminar por su cuenta.

¿Por qué los seguros no suelen cubrir las pruebas y los tratamientos?

Aunque algunas aseguradoras cubrirán todos los análisis de laboratorio necesarios para determinar los múltiples factores que propician el deterioro cognitivo para cada persona, es cierto que, desafortunadamente, la mayoría de los seguros solo cubre unos cuantos análisis. De la misma manera, en cuanto a los tratamientos, lo común es una cobertura parcial. Algo similar ocurrió para el primer programa en demostrar una reversión de la enfermedad cardiovascular, del que fue pionero el doctor Dean Ornish. Se necesitaron 16 años para que la seguridad social aprobara la cobertura en Estados Unidos de este programa exitoso y comprobado. Cuando Dean se quejó de esto con un político, este le contestó: "¡¡Solo 16 años!? ¿Cómo lograste que fuera tan rápido!".

Así que la rueda del progreso gira lentamente y yo espero el día en que las aseguradoras sí cubran tanto los análisis como el tratamiento. Dado que el costo de un hogar para ancianos excede por mucho el costo del protocolo —este cuesta entre 1 y 10% de lo que cuesta un asilo, dependiendo de cuál sea y de los detalles personales del protocolo para una persona en particular—, mantener a alguien fuera de esta casa para ancianos durante años (y, esperemos, de por vida) representa un ahorro considerable, uno que ojalá las empresas de seguros que ofrecen pólizas de atención a largo plazo reconozcan y apoyen.

¿Por qué el protocolo no puede ser más sencillo?

Es posible que el protocolo se simplifique. Estamos buscando con cuidado qué se necesita para obtener los mejores resultados, y qué es innecesario. Muchos han visto que empezar con unos cuantos puntos básicos y luego añadir otras partes del protocolo a lo largo de varios meses es una forma sencilla de optimizarlo. Asimismo, reconocemos que a muchas personas no les gusta tomar pastillas, así que recortamos la cantidad de pastillas y cápsulas al combinar la mayor parte de los contenidos en el formato de un licuado. No obstante, sin una intervención exitosa, la enfermedad de Alzheimer es una enfermedad terminal, así que no es ninguna sorpresa que, cuando estábamos desarrollando el tratamiento inicial en 2011, estuviéramos desesperados por encontrar cualquier cosa que pudiera inclinar la balanza. Así pues, empezamos atendiendo los distintos factores que la propician —"los 36 hoyos en el techo"—, pero conforme comprendemos mejor qué prioridades van primero y cuáles van más abajo en la lista para cada persona, podemos simplificar el protocolo. Aun así, debemos tener cuidado, pues el precio del fracaso es la pérdida del paciente. De tal manera que, para obtener el mejor resultado, seguimos enfocados en atender muchos de los factores identificados que propician el deterioro cognitivo como sea posible para cada persona.

Para quienes están interesados en la prevención —quienes son asintomáticos y no muestran deterioro en sus pruebas cognitivas—, hemos desarrollado, de hecho, un protocolo más simple llamado Re-CODE, ya que es menos complicado prevenir el deterioro que revertirlo. Esto ofrece un incentivo para que todos empecemos un programa de prevención prematuramente, antes de que ocurran síntomas cognitivos. Nosotros recomendamos que todas las personas de 45 años de edad o más realicen una simple cognoscopía (análisis de sangre específicos, pruebas cognitivas en línea y una resonancia magnética, la cual es opcional para quienes sean asintomáticos), e inicien su prevención.

¿Cómo puedes disminuir la carga global de demencia en la forma más eficiente económicamente?

La idea es hacer un abordaje gradual. Primero, tener cuantas personas sea posible siguiendo medidas preventivas sencillas (desarrollamos

ReCODE para obtener la mejor consecuencia en la prevención). Luego la minoría que desarrolle un deterioro cognitivo a pesar de la prevención deberá comenzar un programa de reversión lo antes posible (cabe mencionar que no hemos documentado ningún caso de demencia entre quienes están previniéndola). Los pocos que fracasen en *eso* harán más análisis exhaustivos para iniciar un programa de reversión más extenso, añadiendo otros especialistas para determinar dónde estuvo el fallo en el programa de reversión original. Por último, esos individuos que fallen, incluso con el programa más exhaustivo, se volverán pacientes internos para poder ofrecerles evaluación y tratamiento de la manera más intensiva posible. Así, podemos tratar con éxito a la gran mayoría de la gente de una manera no costosa, e identificaremos a quienes necesitan una evaluación y un tratamiento más extensos. Este método gradual debería minimizar el costo general de reducir la prevalencia de demencia en cualquier población.

Además de las preguntas, bastantes personas han formulado críticas. Como mencioné al inicio, Aristóteles dijo: "La única manera de evitar la crítica es no hacer nada, no decir nada y no ser nada". Para quienes leyeron el libro donde se describe nuestro protocolo inicial, *El fin del Alzheimer*, o el protocolo actualizado en *El fin del Alzheimer. El programa*, 90% de los comentarios han sido positivos, 5% neutrales y 5% negativos. Enseguida enlisto algunas de las críticas:

Sugerir que puedes revertir el deterioro cognitivo es lo mismo que decirle a un parapléjico que si solo sigue cierto régimen podría volver a crecer la extremidad que le falta.

Por supuesto, a los pacientes parapléjicos no les faltan extremidades, simplemente tienen una parálisis de sus extremidades inferiores. Ya haciendo a un lado este malentendido, muchas personas expresaron la creencia de que es imposible revertir el deterioro cognitivo. De hecho, esta ha sido la frase estándar de los expertos durante muchos años. Es por ello que hemos tenido mucho cuidado de documentar mejoras objetivas y publicarlas en revistas revisadas por otros colegas. Así, no solo estamos sugiriéndolo, hemos documentado la reversión del deterioro cognitivo, publicado nuestros hallazgos al respecto y, sobre todo, mostrado que la mejora es sostenida. Es más, recientemente completamos un estudio clínico del protocolo que arroja todavía más evidencia de su eficacia.

Sin embargo, es importante distinguir entre los resultados y las expectativas. Nunca hemos afirmado que cada persona mejora, y hay características que típicamente propician la mejoría en lugar del deterioro, como ceñirse al programa, la presencia de toxinas y el grado de deterioro inicial. Así que, aun cuando hemos demostrado resultados mejores que cualquier otro tratamiento antes, hay personas que se han sentido decepcionadas porque ellas mismas o sus seres queridos no mostraron ningún avance. Yo espero con ansia el día en que todas las personas sí presenten una mejoría. Mientras, seguiremos investigando cuáles son las variables cruciales que determinan ese éxito o ese fracaso.

Aunque hay razones teóricas de por qué podría funcionar, no hay evidencia empírica de este método.

Esto es incorrecto. Como ya mencioné en el apartado anterior, hemos tenido el cuidado de documentar nuestros resultados y los hemos publicado en revistas revisadas por médicos. La investigación de fondo apareció en más de 220 artículos publicados en las últimas cuatro décadas, y los resultados clínicos se publicaron en 2014, 2015, 2016 y 2018. Todos son artículos de acceso público, así que se encuentran disponibles. Además, algunos de los estudios de caso se describieron en *El fin del Alzheimer*. Recomiendo que cualquiera que desee ver la evidencia empírica simplemente lea los artículos publicados.

Condiciones como el síndrome de intestino permeable se tratan como un hecho comprobado, aunque no existe evidencia que lo sustente.

La Biblioteca Nacional de Medicina de Estados Unidos lista 310 publicaciones sobre el intestino permeable, artículos que datan de hasta 1984, así que sí hay una montaña de evidencia que lo sustenta. No solo se trata de una condición relativamente bien establecida, es una que tiene un papel importante en la producción de inflamación sistémica y, por tanto, sí hay evidencia incremental de que la condición juega un papel en la enfermedad inflamatoria intestinal, el deterioro cognitivo, el lupus, la artritis y muchas otras enfermedades. Si después de leer las 310 publicaciones sobre intestino permeable aún no crees que esta condición existe, entonces podría ser de tu interés hablar con uno de los expertos en el campo, como el profesor Alessio Fasano, de la Universidad de Harvard.

No puedes revertir el Alzheimer. En la actualidad, lo más que pueden esperar todos los estudios clínicos es ser capaces de detener el deterioro cognitivo en seco.

En realidad, los estudios clínicos de varios medicamentos ni siquiera intentan detener el deterioro, el cual se ha considerado inevitable. Simplemente intentan *desacelerar* el deterioro y en casi todos los casos han fallado (como mencioné en la introducción). La diferencia fundamental entre estos estudios fallidos y el método que nosotros desarrollamos es que los estudios fallidos pretendían tratar el Alzheimer sin encargarse de los factores reales que propician la enfermedad. Es lo mismo que un mecánico intentando arreglar todos los autos que entran en su taller llenándolos con gas de alto octanaje, sin determinar qué le pasa en sí a cada auto. Unos cuantos quizá corran mejor durante un tiempo, pero no es de extrañar que la mayoría no, y los problemas por los que llegaron esos autos al taller seguirán sin arreglo.

Cualquier intervención efectiva para enfermedades comunes ya se hubiera utilizado ampliamente.

A través de los siglos los médicos —desde Semmelweis (pionero de los procedimientos antisépticos) hasta Paracelso (el padre de la toxicología) y Lind (quien descubrió que los cítricos curan el escorbuto)— han demostrado que esto no es cierto. Por ende, esta suposición —de que cualquier tratamiento efectivo para el deterioro cognitivo (u otras enfermedades comunes) se usaría ampliamente de inmediato— ignora la historia de la medicina y es en extremo inocente. Como uno entre miles de contraejemplos, mi esposa y yo lo atestiguamos cuando nuestra hija desarrolló lupus. La llevamos con dos expertos reconocidos y ninguno pudo aportar nada que no fuera observarla y determinar si debería empezar a tomar esteroides. No hubo intento alguno para determinar *por qué* estaba desarrollando lupus (¿empiezas a ver el patrón?). Desesperados, la llevamos con un médico integral —uno que no era famoso como los otros dos expertos, no era un experto reconocido en lupus ni una autoridad académica—, que de inmediato determinó *por qué* nuestra hija estaba desarrollando lupus y atendió la causa de raíz. Nuestra hija lleva una década sin lupus. Hay muchos, muchos ejemplos como este, no solo de lupus, sino de numerosas enfermedades más, como artritis reumatoide, cardiopatía, diabetes tipo 2, intestino permeable (que, como dije antes, ¡algunos incluso niegan que existe a pesar de los cientos de publicaciones al respecto!), y sí, ahora el Alzheimer.

Más allá de las intervenciones para enfermedades comunes, esta clase de razonamientos suponen que nuestros médicos siempre se toman el tiempo necesario para evaluar y prescribir el mejor tratamiento para nosotros, que nuestro sistema de salud nunca nos cobra más de lo razonable y adecuado, que las empresas de seguros siempre pagan lo que deben, que la comida que compramos en el supermercado siempre es saludable, que el sistema médico funciona, que las miles de toxinas a las que estamos expuestos diario no existen, etcétera, etcétera... Espero el día en que estas creencias inocentes reflejen la realidad, pero hasta entonces, la idea de que los resultados que hemos publicado a la fecha no pueden ser ciertos simplemente porque no todos los médicos aplican nuestro protocolo (el cual, por cierto, ya es parte de la práctica de miles de médicos) es una tontería.

Sería pelear contracorriente cambiar nuestro sistema médico actual y el abuso de las farmacéuticas.

Tristemente, esto es cierto. Pero hacer cambios sustanciales es en particular importante para las propias enfermedades que carecen de un tratamiento estandarizado efectivo, desde el autismo y la esclerosis lateral amiotrófica, hasta el Alzheimer. La medicina del siglo XXI ya está cambiando, de hecho, el sistema y, con ello, se están alcanzando resultados que no habíamos visto antes. Aprovechemos este impulso y cambiemos el sistema para bien.

Capítulo 9

Ideas equivocadas y malas interpretaciones: mantente firme

Podemos alcanzar la sabiduría por tres caminos: primero,
la reflexión, que es el más noble; segundo, por imitación, que es
el más fácil, y tercero, por experiencia, que es el más amargo.

CONFUCIO

Si en el cielo no hay cortes gruesos de tocino,
¿para qué portarnos bien?

ANÓNIMO

De chico, en Florida, formé parte del Club de Surf Greenback, un grupo absolutamente magnífico de adolescentes como Bug, Hobby y Bermuda Schwartz. Ya que la escena del surf en el sur de Florida es bastante pobre, ahorrábamos nuestro dinero de distintos empleos, como podar el pasto, estacionar autos, cargar maletas y vender enciclopedias para poder surfear en algunos sitios de Puerto Rico, Hawái y California. Mientras, los fines de semana viajábamos por la costa de Florida buscando mejores olas en Cocoa Beach y Fort Pierce, y nos levantábamos a las 3:00 a. m. para poder surfear al amanecer, cuando las olas eran más cristalinas y a menudo las mejores.

Como podrás imaginarte, con frecuencia nos costaba mucho trabajo estar alertas al manejar de camino a casa en la noche, después de levantarnos tan temprano. En uno de esos viajes, yo estaba manejando por Fort Pierce de regreso a casa, con los otros chicos dormidos en el coche. Llegué a un cruce de ferrocarril y la valla estaba arriba, sin sonido alguno ni luces parpadeando, así que, no habiendo dormido bien, crucé mientras miraba por la vía, en lugar de *después* de mirar por la vía. Mala idea. Cuando levanté la vista quedé en *shock* al ver el tren dirigiéndose hacia nosotros, a unos 10 metros de distancia. No particularmente rápido, pero sí con la suficiente velocidad para matarnos, por supuesto... y cuando el coche ya estaba pasando las vías y el tren arremetió contra el humo de nuestro escape, la valla descendió, las luces rojas parpadearon y al fin sonó el "¡ding-ding!" de la alarma. Un poco antes hubiera sido mejor.

No sirve de mucho, claro, activar las señales de alarma y bajar la valla cuando el tren ya está partiendo tu auto en dos y mandando a sus ocupantes al más allá. Lo que es peor, el propio hecho de que esté el paso abierto te da una falsa sensación de seguridad. Y es lo mismo con el Alzheimer: el Tren de la Demencia lleva años cerniéndose sobre nosotros, pero no nos molestamos en mirar ni en responder hasta que ya lo tenemos encima. Los medicamentos nos ofrecen esa falsa sensación de seguridad —un tratamiento que podemos prescribir— pero, a decir verdad, los que toman esa medicina en general *empeoran*, sorprendentemente, frente a quienes no.

Dado que no se ha comprendido la naturaleza fundamental de la enfermedad de Alzheimer y los múltiples motores del proceso, ha habido varias inferencias falaces, recomendaciones erradas y suposiciones inocentes. Todo esto tiene un impacto dañino en cuáles investigaciones se subvencionan, qué fármacos se desarrollan, qué estudios clínicos se aprueban y cómo se trata a los pacientes... de hecho, el sistema de creencias entero que rodea la enfermedad de Alzheimer, desafortunadamente, está propagando un daño a los pacientes. Como dije en la introducción, el abordaje entero es retroactivo.

Esta confusión es reminiscente hasta cierto punto de la idea antigua de que la Tierra es el centro del universo. Por supuesto, a los habitantes de la Tierra les parecía razonable, pero dejaba paradojas, como el hecho de que ciertos planetas parecían moverse hacia atrás algunas veces. Algo estaba mal, y el astrónomo griego Aristarco de Samos sugirió que quizá la Tierra en realidad giraba alrededor del Sol; algo que muchos consideraron demente hace 2 300 años. Hoy tenemos paradoja tras paradoja en el Alzheimer, y de nueva cuenta porque el modelo estándar es incompatible con la información.

Estas son solo algunas de las suposiciones e ideas equívocas:

- **La causa del Alzheimer se desconoce.**

Esto es incorrecto en dos frentes. Primero, asume que hay una única causa para el Alzheimer, cuando la investigación epidemiológica, la investigación patológica y la investigación microbiológica argumentan que no existe una única causa. Al contrario: hay múltiples factores que contribuyen, la mayoría, sí, desconocidos. Se ha sugerido que quizá haya una causa infecciosa para el Alzheimer, por ejemplo, pero no hay un acuerdo respecto a qué organismo: ¿*Herpes simplex*, *HHV-6A* (otro virus del *Herpes*), *Porphyromonas gingivalis* (de la periodontitis relacionada con mala higiene dental), *Borrelia* (el organismo de la enfermedad de Lyme) o una espiroqueta relacionada, levaduras como la *Candida*, varios mohos u otros patógenos? Nada sugiere que "la causa" del Alzheimer sea solo uno de ellos, mientras que todo sí sugiere que todos pueden contribuir a la enfermedad.

Sin embargo, más allá de los patógenos, hay muchos otros factores que contribuyen: la resistencia a la insulina, el mercurio y otras toxinas, la enfermedad vascular, traumatismos, apoyo hormonal reducido, apoyo nutrimental reducido, apoyo del factor de crecimiento reducido, y muchos más. Por ende, no hay evidencia para sustentar la noción de que la enfermedad de Alzheimer tenga una sola causa, mientras que sí hay una buena cantidad para sustentar la noción de que múltiples factores tienen papeles críticos en ella.

- **La enfermedad de Alzheimer es causada por el amiloide. / La enfermedad de Alzheimer es causada por la proteína tau. / La enfermedad de Alzheimer es causada por proteínas mal plegadas.**

En 95% de los casos en que el Alzheimer es esporádico (en oposición a ese 5% en que es familiar, es decir, heredado), el amiloide que se acumula en el cerebro, la tau y las proteínas mal plegadas son mediadores, no causas. Claro, están involucradas en la patofisiología, pero es crucial reconocer que estas no *comienzan* el proceso. Este inicia ante los propios patógenos y otros factores más mencionados antes, y el amiloide en realidad es una respuesta protectora ante estas agresiones. Se trata de una distinción crucial, ya que retirar la *causa* del Alzheimer tiene sentido, mientras que retirar los *mediadores* sin primero atender la(s) causa(s) originales es, cuando mucho, una solución a corto plazo. En efecto, eliminar el amiloide por medios farmacológicos ha demostrado ser un error de miles de millones de dólares.

- **La mejor manera de tratar la enfermedad de Alzheimer es con un medicamento.**

Ni la teoría ni la práctica sustentan esta malinterpretación común. La patofisiología de la enfermedad de Alzheimer es demasiado complicada para que un solo medicamento sea el tratamiento óptimo. Además, los fármacos usados para la enfermedad de Alzheimer no afectan a los factores reales que propician la enfermedad. La gran promesa que puede hacer un tratamiento farmacológico es formar parte de un protocolo médico integral, personalizado y de precisión.

- **Dado que no hay una prevención efectiva ni un tratamiento para la enfermedad de Alzheimer, no hay razón para corroborar tu estatus de ApoE.**

Se trata de un error común. De hecho, muchos médicos recomiendan no hacer el análisis: "La mayoría de los expertos no recomienda hacer análisis genéticos para Alzheimer de inicio tardío". De nueva cuenta, es algo completamente retroactivo: ¡no deberías tener que esperar a desarrollar Alzheimer para hacer una prueba genética! Así como casi todas las personas saben cuál es su presión sanguínea y cuáles son sus cifras de colesterol —para minimizar su riesgo de ataque cardiaco e infarto—, y casi todos tienen sus resultados de colonoscopía —para prevenir el cáncer de colon—, todos deberíamos conocer nuestro estatus de ApoE (0, 1 o 2 copias del gen, que es lo que quieres saber), para poder minimizar nuestro riesgo de Alzheimer. Quizá quieras revisar la página ApoE4.Info y escribirte con algunos de los más de 3 000 miembros con ApoE4, ya que la técnica óptima para evitar el Alzheimer es ligeramente distinta para quienes resultaron positivos para ApoE4 y quienes salieron negativos.

- **No hay nada que pueda prevenir la enfermedad de Alzheimer.**

Esto es horriblemente obsoleto y, sin embargo, muchos lo siguen repitiendo, a pesar de las pruebas en contra; por ejemplo, el estudio FINGER de Finlandia. Existen muchos factores para reducir el riesgo, desde dietas cetogénicas con abundantes verduras, hasta el ejercicio, el entrenamiento cerebral, las grasas insaturadas omega-3 y más. Asimismo, aun si los estudios genéricos de prevención han aportado algunos buenos resultados, un método superior es identificar los factores de riesgo personales para cada uno de nosotros, y así, el programa de prevención puede atender esos factores críticos e ignorar los que no son relevantes para nosotros. Por ejemplo, el riesgo mayor para algunos de nosotros se debe a la inflamación sistémica y, por tanto, combinar mediadores prorresolución especializados con la eliminación del factor inflamatorio sería una parte crucial del programa de prevención. Otros no tenemos inflamación sistémica significativa, pero tenemos síndrome metabólico, el cual se puede atender de inmediato. Cada uno, entonces, tiene una serie distinta de factores de riesgo, y atenderla en específico es el camino racional a seguir. Desarrollamos el programa ReCODE para esta prevención óptima personalizada.

- **No existe un tratamiento efectivo para la enfermedad de Alzheimer.**

De nueva cuenta, esta afirmación ubicua muestra lo arcaico que es el estándar actual de cuidado. Ya que la patofisiología subyacente de la enfermedad de Alzheimer se desarrolla a lo largo de 20 años antes de un diagnóstico, lo último que queremos hacer es sentarnos y esperar ese par de décadas hasta que la persona avance a través de la etapa presintomática (durante la que fácilmente podríamos resaltar factores de riesgo y prevenir el deterioro) hacia la etapa de deterioro cognitivo subjetivo (que muchas veces dura una década y es reversible virtualmente cien por ciento de las ocasiones), luego la etapa de deterioro cognitivo leve (que también suele durar varios años y es en general reversible), hasta llegar finalmente al diagnóstico de enfermedad de Alzheimer (que todavía se puede mejorar en algunos casos, pero no hay ninguna razón para esperar tanto, y todos los motivos para intervenir antes). Por definición, una persona no tiene Alzheimer hasta que empieza a perder su capacidad de realizar actividades de la vida cotidiana, como bañarse. Por tanto, es barbárico esperar a que alguien llegue a un estado así, cuando ya se hace un diagnóstico de Alzheimer. Es lo mismo que esperar viendo cómo avanza el tumor de alguien hasta que se vuelve metastásico. La enfermedad de Alzheimer debería ser una condición muy rara, y el hecho de que muchos médicos les estén diciendo a los pacientes que no se puede hacer nada es parte de lo que hace que busquen tratamiento muy tarde, y esto afecta los resultados de forma negativa.

Además, hemos publicado en repetidas ocasiones ejemplos bien documentados de la reversión del deterioro cognitivo, así que, en un momento dado, ignorar un tratamiento efectivo, publicado y revisado por pares en favor de un tratamiento que ha demostrado ser inefectivo se empieza a ver como negligencia.

- **Cuando evaluamos a los pacientes con deterioro cognitivo, buscamos determinar si el diagnóstico correcto es enfermedad de Alzheimer o una causa tratable de demencia, como la deficiencia de vitamina B$_{12}$.**

Es simplista suponer que diversos factores, como la deficiencia de vitamina B$_{12}$, la deficiencia de vitamina D, la deficiencia de estradiol y decenas de otras más son por completo independientes de la enfermedad de Alzheimer. Claro, hay una patología distinta para la deficiencia de vitamina B$_{12}$ pura, pero en la gran mayoría de los casos no es pura, sino asociada con un incremento en la homocisteína, la cual a su vez se vincula con un riesgo incremental de enfermedad de Alzheimer. Muchos factores similares pueden propiciar, como ya mencioné antes, desde infecciones hasta toxinas y reducciones en los factores de crecimiento, las hormonas, los nutrientes, la oxigenación y el flujo sanguíneo. Es más, reconocer que tales factores contribuyen revela que la enfermedad de Alzheimer *es* una causa de demencia tratable, en particular si se atiende en una "etapa temprana", es decir, durante los primeros 10 o 15 años de la patofisiología, así que la ventana de tratamiento es bastante amplia.

- **Revisamos la tiroides y la vitamina B$_{12}$ en pacientes con deterioro cognitivo. Ya que el Alzheimer no tiene tratamiento, no hay necesidad de hacer análisis detallados.**

Desafortunadamente, es una práctica común. ¿Cómo puedes tratar una enfermedad sin saber qué la está ocasionando? La medicina del siglo XXI es una medicina de precisión, en la que primero se identifican los mecanismos de cualquier cáncer o enfermedad neurodegenerativa u otra patología, y luego se atienden. Por tal motivo, si te están evaluando para deterioro cognitivo, o el riesgo de deterioro cognitivo, y tu médico no hace pruebas de proteína C-reactiva de alta sensibilidad (hs-CRP), índice de resistencia a la insulina (HOMA-IR), T3 libre y T3 reserva, vitamina D, metales pesados, toxinas orgánicas, biotoxinas, marcadores del síndrome de respuesta inflamatoria crónica (CIRS) y marcadores vasculares, como la cifra de partículas LDL o el índice de triglicéridos a HDL, entonces deberías hablar con él o ella para hacer pruebas exhaustivas para determinar qué está provocando el deterioro o el riesgo del mismo.

- **Si planeas usar un protocolo de tratamiento para los pacientes, entonces cada intervención por sí sola debe demostrar tener un efecto significativo.**

Este es el estándar actual, y está basado en un razonamiento fallido, el cual asume que el cerebro es un sistema lineal; en otras palabras, que puedes tomar una sola pastilla o tratamiento, y analizarlos por separado, luego solo sumar los efectos. Sobre el mismo fundamento, si no ves mucho efecto con un solo tratamiento, entonces una combinación de, digamos, 10 o 20 de esos mismos ingredientes que no demostraron tener gran efecto por sí solos, no tendrán ninguno en conjunto. ¡El cerebro es mucho más complicado que eso! Es como decir que, para llegar a casa de tu amigo, necesitas salir de tu casa y dar vuelta a la izquierda, luego a la derecha, luego otra vez a la derecha y por último a la izquierda. Para demostrarlo, sales de tu casa, das vuelta a la izquierda y te fijas si alcanzas a ver la casa de tu amigo; entonces sales de tu casa de nuevo y das vuelta a la derecha para ver si está ahí; más tarde sales de tu casa de nueva cuenta, das vuelta a la derecha y revisas si alcanzas a ver la casa; luego, una última vez, dando vuelta a la izquierda. ¡Dar cada una de estas vueltas solas no es lo mismo que darlas todas juntas! Y es lo mismo para un protocolo de tratamiento: ¡no puedes sumar los efectos de cada intervención nada más! La clave es hacerlos todos juntos de manera coordinada.

Estas son solo algunas de las numerosas ideas equivocadas… ideas que afectan la evaluación, el tratamiento, la prevención y la filosofía entera alrededor de la enfermedad de Alzheimer.

Así que, por favor, dejemos de decir que no hay nada que pueda prevenir, retrasar o revertir el deterioro cognitivo en la enfermedad de Alzheimer. Y dejemos de decir que no hay motivo para evaluar la genética relacionada con el ApoE. Y dejemos de decir que el Alzheimer es "ocasionado por proteínas mal plegadas". Y dejemos de decir que está a punto de salir una cura farmacológica única para el Alzheimer. Y dejemos de decir que un medicamento que a duras penas desacelera el deterioro y no ayuda a nadie a mejorar es "lo que hemos estado buscando". Reconsideremos nuestra forma de pensar en el Alzheimer.

Capítulo 10

El ser cuantificado y revertir el deterioro cognitivo

La visión sin la ejecución es alucinación.

THOMAS EDISON

El siglo XXI es el Siglo de la Biología, y ahora estamos en la Era del Yo Cuantificado. Así como la ingeniería nos ha permitido buscar en internet y tener reuniones por Zoom, la biomedicina cada vez nos permite determinar más nuestros estatus de salud y nuestros riesgos, muchas veces de forma sencilla, longitudinal y factible. Empleada de manera óptima, por lo general con ayuda de un médico de atención primaria o un asesor de salud (aunque no es absolutamente necesario; hay una gran cantidad de cosas que puedes hacer por tu cuenta), esta información puede salvar tu cerebro y mantener tu mente nítida durante décadas. Entre los múltiples ejemplos de lo que todos podemos analizar se encuentran:

- Presión sanguínea y pulso (por ejemplo, con un monitor de presión sanguínea Omron)
- Monitoreo continuo de temperatura corporal (por ejemplo, con un anillo Oura)

- Grasa corporal (por ejemplo, con plicómetros o bioimpedancia)
- Registro de movimiento y ejercicio (por ejemplo, Reloj Apple o Fitbit)
- Saturación de oxígeno nocturna y diurna (por ejemplo, Reloj Apple o Beddr)
- Variabilidad del ritmo cardiaco (por ejemplo, Reloj Apple)
- Elasticidad vascular (por ejemplo, iHeart)
- Electrocardiograma (por ejemplo, Reloj Apple)
- Tiempo y etapas del sueño (por ejemplo, anillo Oura)
- Glucosa en suero (por ejemplo, Precision Xtra)
- Monitoreo continuo de la glucosa (por ejemplo, FreeStyle Libre, con prescripción)
- Cetonas (beta-hidroxibutirato en suero, acetonas en aliento o acetoacetato en orina; por ejemplo, Biosense, análisis de aliento para medir acetonas)
- Análisis nutricional (macro y micro; por ejemplo, Cronometer)
- Presencia de toxinas en cosméticos y productos personales (por ejemplo, aplicación Think Dirty)
- Evaluaciones cognitivas y de velocidad de procesamiento, en línea (por ejemplo, CNS Vital Signs)
- Cambios en el habla asociados con diversos estados de la enfermedad (por ejemplo, Canary Speech of Vocalis)
- Genómica, con análisis de varios factores de riesgo y características personales (por ejemplo, 23andMe, con análisis de Promethease o IntellxxDNA o Genetic Genie)
- Longitud de telómeros (por ejemplo, TA-65 o Life Length)
- Microbioma intestinal (por ejemplo, Viome)
- Microbioma oral (por ejemplo, OralDNA)
- Escáner de cáncer colorrectal (por ejemplo, Cologuard)

La capacidad que todos tenemos ahora de medir estos parámetros —y habrá más por venir, sin duda— es un salvavidas realmente, y esta es la razón: a diferencia del siglo xx, cuando muchas personas morían de enfermedades agudas, como la neumonía, ahora prácticamente todos estamos muriendo por enfermedades crónicas, como la enfermedad cardiovascular, el cáncer o el Alzheimer. La mala noticia es que dichas enfermedades muchas veces no producen síntomas hasta llegar a un estado muy avanzado en el que son difíciles de tratar. Como mencioné antes, la enfermedad de Alzheimer se suele diagnosticar alrededor de 20 años después de que el cerebro comienza a cambiar, por ende, lo que antes considerábamos una enfermedad de los sesenta, setenta y ochenta, en realidad es una enfermedad de los cuarenta, cincuenta y sesenta, cuyo diagnóstico desafortunadamente tardó 20 años en llegar. La peor noticia es que casi ningún médico está revisando estos parámetros vitales, lo que permite que las enfermedades crónicas progresen a etapas tardías, sintomáticas, antes de tomar acción. De manera literal, se nos está permitiendo morir en silencio a lo largo de décadas.

La buena noticia respecto a las enfermedades crónicas es que podemos verlas venir con años de anticipación si tan solo nos molestamos en mirar. Ahí es donde estos diversos parámetros de salud brillan en verdad. Todos podemos seguir nuestro propio estatus, detectando un deterioro temprano a tiempo, cuando es sencillo hacer una gran diferencia, y registrar nuestro progreso mientras mejoramos. Y he aquí un dividendo interesante: rastrear y personalizar con el paso de los años mejora nuestro desempeño, salud, apariencia y longevidad. ¿Qué no nos va a gustar de eso?

Así como sucede con la triangulación, obtener múltiples puntos de información es algo poderoso, y en combinación con datos genómicos (por ejemplo, ¿eres positivo para la presencia de ApoE4? ¿Tienes una genética de desintoxicación efectiva o inefectiva? ¿Tienes una propensión a la coagulación de sangre?), datos bioquímicos (por ejemplo, ¿tienes una inflamación en curso? ¿Tu perfil de lípidos es anormal? ¿Tienes prediabetes?) y datos autocuantificados de manera longitudinal (los cuales se pueden incluir ahora en una aplicación), aporta una potente combinación, que permite crear una imagen mucho más clara de lo que está promoviendo el cambio cognitivo o el riesgo de este cambio. La información puede ayudarle a tu asesor de salud, médico y a ti a trazar el mejor curso para tu cognición en años venideros.

Ahora son más de 5 000 personas quienes han adoptado el protocolo ReCODE, y sus respuestas nos ayudan a continuar agrandando este método. Una de las lecciones que aprendimos es la importancia de determinar qué parámetros son de mayor prioridad y cuáles de menos. Los médicos y los pacientes a veces se enfocan en las metas de menor prioridad y, por ende, dejan pasar los parámetros cruciales necesarios para tener éxito. Aunque esto mismo varía de persona a persona, y por tanto depende de la evaluación del individuo, estas son algunas consideraciones clave para todos, y las menciono en orden de prioridad:

1. **Energía.** Como dije en la introducción, la esencia de la enfermedad de Alzheimer es una insuficiencia repetida o crónica; no hay suficiente apoyo para una red que es crucial en la neuroplasticidad. Las tomografías por emisión de positrones de los pacientes con Alzheimer ahora muestran un metabolismo de glucosa reducido en un patrón característico del lóbulo temporal (dentro de la zona de tus sienes) y del lóbulo parietal (subiendo por atrás de tus orejas), y este patrón, de hecho, puede aparecer una década o más antes del diagnóstico de enfermedad de Alzheimer.

   Cubrir esta falta de energía —el desfase entre el abastecimiento y la demanda— es crucial para mejorar la cognición. Como ha demostrado el doctor Stephen Cunnane, las cetonas aportan una fuente de energía alternativa para la glucosa usual —algo vital porque la gran mayoría de los pacientes con Alzheimer tiene resistencia a la insulina y no utiliza la glucosa de manera normal—, con lo que pueden cubrir esa diferencia de energía, razón de que la cetosis sea una parte tan importante de nuestro protocolo general. El nivel meta es 1.0-4.0 mM BHB (beta-hidroxibutirato), el cual puedes medir con una lanceta y un medidor de cetonas, o puedes emplear un medidor de aliento más preciso, como Biosense, en cuyo caso la meta es 7 ACES y más de 10 ACES por lo menos una vez al día (todas las metas de análisis se mencionan en *El fin del Alzheimer. El programa*).

Dado que este déficit energético por lo general ya lleva años antes de que aparezcan los síntomas del deterioro cognitivo, es de suma importancia cubrir esta brecha tan rápido como sea posible y, por tanto, empezar a tomar cetonas es la forma más rápida de hacerlo a corto plazo, mientras que a largo plazo queremos producir nuestras propias cetonas, lo que sucede cuando usamos nuestra grasa como fuente de energía.

Así pues, necesitas energía, y para tenerla es preciso entregar el combustible y luego quemarlo para recibir esa energía. Lo que esto significa es que no solo necesitas las cetonas, sino un buen flujo sanguíneo en tu cerebro (riego sanguíneo), una buena saturación de oxígeno (la meta es 96% o más) y un buen funcionamiento mitocondrial (la función de las "pilas" de tus células, que convierten el combustible en energía).

Para el riego sanguíneo cerebral puedes revisar tus factores de riesgo vascular: es mejor tener un índice de triglicéridos a HDL de <1.3:1, así que, por ejemplo, si tu HDL es de 60 mg/dl, tus triglicéridos deberían ser <78 mg/dl. Si revisas tus cifras de partículas LDL, debería estar entre un rango de 700-1 200 nM. Tu flujo sanguíneo en el cerebro puede aumentar con el ejercicio, con el ejercicio con terapia de oxígeno y mejorando el riesgo vascular al resolver la inflamación y llegar a las metas de lípidos mencionadas. Además, la dilatación vascular se puede incrementar con óxido nítrico, el cual puedes aumentar con ejercicio, jugo de betabel, arginina o Neo40, así como con otros vasodilatadores, como ginkgo o vinpocetina. Quienes tengan tendencia a una coagulación sanguínea incremental pueden usar natoquinasa y picnogenol.

Para la saturación de oxígeno, uno de los factores más comunes que propician el deterioro cognitivo es la desaturación de oxígeno no reconocida, que suele darse por las noches. No es solo para quienes padecen apnea del sueño, aunque este es un factor que comúnmente lo propicia. Mientras dormimos —con una meta de ocho horas de sueño (y puedes revisar tu tiempo de sueño e incluso tus etapas del sueño con el anillo Oura; también puedes ver tus tiempos de sueño con un Reloj Apple)—, nuestra saturación de oxígeno debería estar entre 86 y 98%. Conforme se reduce tu saturación promedio de oxígeno en la noche se crea una correlación directa con el encogimiento cerebral en áreas específicas, incluyendo el hipocampo, crucial para la formación de los recuerdos y el cual se ve terriblemente afectado en el Alzheimer. Puedes revisar tu saturación de oxígeno en un Reloj Apple o en un oxímetro como el de Beddr, o con un oxímetro de tu médico, o puedes revisarlo durante un estudio del sueño.

Para la función mitocondrial, no hay un análisis sencillo, aunque puedes tener una idea general analizando los ácidos orgánicos. El apoyo mitocondrial incluye aumentar tu dinucleótido de nicotinamida y adenina con ribósido de nicotinamida —esto aporta energía a tus mitocondrias—, aumentar tu número de mitocondrias con pirroloquinolina quinona y subir un factor crítico de la función mitocondrial, llamado ubiquinol. Asimismo, hay trabajos interesantes que sugieren que puedes estimular tu función mitocondrial tomando azul de metileno, y quizá demuestre ser una adición relevante al tratamiento del deterioro cognitivo.

Es difícil sobreestimar la importancia de la energética para quienes padecen deterioro cognitivo o un riesgo de desarrollarlo.

Los médicos y los asesores de salud cerebral pueden ayudar a obtener los mejores resultados.

2. **Sensibilidad a la insulina.** Cuando cultivamos células cerebrales en cajitas de Petri en el laboratorio siempre incluimos insulina porque es un factor de supervivencia potente para las neuronas. Por ello, no es ninguna sorpresa que cuando tus células cerebrales dejan de responder o responden menos a la insulina, las neuronas no sobreviven tampoco. De hecho, las moléculas que llevan la señal de insulina a tu cerebro pasan por un cambio físico cuantificable (debido a la fosforilación de la serina y la treonina en IRS-1, el sustrato 1 del receptor de insulina) cuando desarrollas resistencia a la insulina. El profesor Ed Goetzl ha demostrado que prácticamente todas las personas con enfermedad de Alzheimer son resistentes a la insulina en su cerebro, lo sean o no periféricamente. Tal resistencia es un factor clave que propicia el deterioro cognitivo, pero por fortuna tenemos un arsenal inmenso para combatir la resistencia a la insulina y devolvernos nuestra sensibilidad a ella.

Analizar si existe resistencia a la insulina es algo muy simple: solo necesitas saber cuánto mide tu glucosa en ayunas y tu insulina en ayunas, y esto permite un sencillo cálculo en el modelo homeostático para evaluar la resistencia a la insulina (HOMA-IR), el cual es una medida de la resistencia a la insulina. Te daré un ejemplo. Digamos que tu glucosa en ayunas es de 100 mg/dl y tu insulina en ayunas es de 10 mUI/l. Simplemente multiplicas las dos y divides por 405 para obtener tu HOMA-IR, que en este caso sería (200) (10)/405 = 2.4. Esto indica resistencia a la insulina; la meta es <1.2. Digamos ahora que adoptas el protocolo y mejoras tu estatus glucémico. Ahora podrías tener una glucosa en ayunas de 80 y una insulina en ayunas de 5, lo cual nos daría un excelente HOMA-IR de poco menos de 1.0, lo que mostraría que ya eres sensible a la insulina. ¡Lo puedes lograr!

Volverte sensible a la insulina también es bastante sencillo y comienza con la dieta KetoFlex 12/3 que hemos descrito, la cual tiene abundantes plantas, es alta en fibra y moderadamente cetogénica, en la que se evitan los granos, los lácteos y los carbohidratos simples, e incluye un ayuno de entre 12 y 16 horas durante la noche más tres horas antes de acostarte. Cuando combinas una dieta así con el ejercicio regular (que incluya entrenamiento de fuerza porque el músculo es rico en receptores de insulina y, por ende, aumenta tu sensibilidad insulínica), los buenos hábitos de sueño mencionados arriba y la reducción del estrés, suele ser suficiente para producir sensibilidad a la insulina.

Para quienes siguen siendo resistentes a la insulina, hay muchos complementos que les pueden ser útiles. Primero, una excelente idea es ver qué puede estar disparando y desplomando tu glucosa, ya que tanto la glucosa alta como la baja (cuando cae hasta 50 o menos) pueden contribuir al deterioro cognitivo. Esto se hace con un monitoreo continuo de la glucosa, que tu médico puede solicitar para ti. El aparato registra tu glucosa a lo largo de unas semanas para que puedas ver cómo respondes a distintos alimentos y si entras en hipoglucemia en las noches (algo sorprendentemente común para quienes llevan una dieta básica moderna). Otra alternativa es revisar tu propia glucosa con una lanceta, usando el medidor de glucosa Precision Xtra o un aparato similar.

Puedes incrementar este apoyo para generar sensibilidad a la glucosa con zinc, magnesio, picolinato de cromo, canela de Ceilán, berberina, N-acetil cisteína, metformina, aceite de bergamota o melón amargo, entre otras cosas. Tu médico o asesor de salud te puede ayudar a optimizar tu sensibilidad a la insulina. En muy pocos casos, aunque se logre la sensibilidad a la insulina, los niveles de esta pueden ser demasiado bajos como para evitar una prediabetes (por lo general sucede con niveles de insulina en 1-2 mUI/l). Si sucede, tu médico podría considerar aumentar la insulina endógena con Victoza o Januvia.

Prácticamente todos nos podemos volver sensibles a la insulina, y se trata de una meta crucial para revertir el deterioro cognitivo, ya que la resistencia a la insulina (la cual afecta a 80 millones de estadounidenses) es uno de los factores que más comúnmente propicia la demencia.

3. **Apoyo trófico.** Además de la energía y la sensibilidad a la insulina, tu cerebro necesita recibir señales de supervivencia de apoyo, y estas provienen de tres fuentes: factores de crecimiento como el factor de crecimiento nervioso (FCN) y el factor neurotrófico derivado del cerebro (FNDC); hormonas, como el estrógeno, la testosterona y la hormona tiroidea, y nutrientes como vitamina B_{12}, vitamina D y grasa omega-3 DHA (ácido docosahexaenoico). La meta para las grasas omega-3 son por lo menos 10% (índice de omega-3) y la proporción de grasas omega-6 inflamatorias y grasas omega-3 antiinflamatorias es de 1:1 y máximo 4:1. Si alcanzas una relación de 10:1 o 15:1 de omega-6 a omega-3, algo común en las dietas estándar occidentales, entonces podrías estar haciéndote daño con un exceso de grasa inflamatoria.

Una forma sencilla en la que todos podemos monitorear nuestro estatus nutricional es una página web llamada Cronometer, la cual no solo registra macronutrientes, como proteínas, carbohidratos y grasas, sino también micronutrientes, como vitamina D y colina. Si lo pruebas, descubrirás rápidamente lo que tantos de nosotros descubrimos, que no estamos recibiendo suficientes nutrientes clave y minerales, como colina, zinc, magnesio, yodo, grasas omega-3 y fibra. Todos tienen papeles importantes en la cognición: la colina, por ejemplo, se requiere para la síntesis del neurotransmisor más importante relacionado con la memoria, la acetilcolina. Debemos recibir alrededor de 550 mg de colina al día, la cual podemos obtener de alimentos como huevo, hígado, carne, frijoles y nueces, o de suplementos como citicolina o alfa-GPC (alfa-glicerilfosforilcolina).

Puedes revisar tus cifras de hormonas fácilmente, lo mismo que tus niveles de nutrientes, y usarlos para optimizar los distintos soportes al cerebro. Sin embargo, no hay una prueba clínica que mida los niveles cerebrales para el FCN y el FNDC, aunque sí hay una prueba en suero para este último. Puedes aumentar tu FCN con ALCAR (acetil-L-carnitina) o *Hericium erinaceus* (hongo melena de león), y aumentar tu FNDC con ejercicio y con extracto de fruto del café.

Una adición reciente a esta lista de factores de crecimiento vitales para el cerebro, hormonas y nutrientes son otro tipo de grasas que también apoyan la cognición, llamadas plasmalógenos. Se encuentran mermados en pacientes con Alzheimer, y devolverlos a niveles normales es prometedor dentro de un protocolo efectivo para prevenir y revertir el deterioro cognitivo (como se menciona en la historia de Julie, en el capítulo 7). El bioquímico Dayan Goodenowe y la empresa Prodrome ahora ofrecen una evaluación para los niveles de plasmalógenos, así como suplementos para incrementar los niveles. Puedes aumentarlos también con algunos productos del mar, como callos de hacha.

Por último, quizá quieras hablar con tu médico sobre los péptidos con efectos tróficos. Hay un potencial impresionante para muchos de ellos, en particular cuando se administran intranasalmente para estimular la penetración al cerebro. Algunos solo se han probado como monoterapias, desafortunadamente, y por tanto no se podría esperar que ejercieran mucho efecto sin atender otras características del proceso neurodegenerativo. Entre estos péptidos neurotróficos se encuentran Cerebrolysin, Davunetide y timosina beta-4.

Puedes ver cómo muchos factores subóptimos diferentes pueden contribuir a la red de insuficiencia llamada enfermedad de Alzheimer. Así como se requiere la coordinación de muchos departamentos complementarios para hacer que una empresa funcione sin problema, se requiere la coordinación de muchos sistemas y funciones distintos para sustentar la cognición. Abastecer la energía necesaria involucra oxigenación, flujo sanguíneo, cetonas y apoyo mitocondrial; esto se debe acompañar de sensibilidad a la insulina y estímulos tróficos, así como de otras funciones cruciales que comentaré a continuación.

4. **Resolución de la inflamación y la prevención de más inflamación.** La pandemia de covid-19 nos recordó a todos lo dañina que puede ser la inflamación, ya que muchas muertes se atribuyeron a la tormenta de citocinas asociada con la inflamación. El tipo de inflamación relacionado con el Alzheimer y el pre-Alzheimer (deterioro cognitivo leve y subjetivo) es por supuesto mucho más crónico e incluye la producción del amiloide mismo. Por tanto, mientras continúe la inflamación, seguirás produciendo amiloide en relación con el Alzheimer y estarás en riesgo de deterioro cognitivo continuado. En cambio, resolver la inflamación es un proceso paliativo eficaz como parte de un protocolo general.

Puedes revisar tu estatus de inflamación con un análisis de sangre buscando la proteína C-reactiva de alta sensibilidad (también conocida como PCR cardiaca). Es mejor que tu proteína C-reactiva esté abajo de 0.9 mg/dl. Asimismo, análisis opcionales para la inflamación incluyen el índice de albúmina a globulina (se busca que sea 1.8 o superior), el índice de sedimentación eritrocítica, el factor de necrosis tumoral alfa, la interleucina 6 y la ferritina (que es una proteína de almacenamiento de hierro, pero también aumenta con la inflamación), entre otros.

Hay tres pasos para eliminar la inflamación que contribuye al deterioro cognitivo:

1) Resolver la inflamación actual.

2) Eliminar la fuente de inflamación.

3) Prevenir nueva inflamación.

Puedes resolver la inflamación actual con mediadores prorresolución especializados, los cuales están disponibles en venta libre. O puedes usar dosis altas de grasas omega-3, como dos o cuatro gramos de omega-3 en aceite de pescado o aceite de krill. Por lo general, tomar los mediadores durante uno o dos meses es suficiente para resolver la inflamación.

Es crucial, sin embargo, identificar la fuente de inflamación para que puedas prevenir su recurrencia. Para algunos, esto será síndrome metabólico (el cual combina inflamación con colesterol alto, LDL y triglicéridos; resistencia a la insulina; una circunferencia incremental en la cintura, e hipertensión), para otros, intestino permeable, patógenos orales ("encías permeables" debido a la gingivitis o periodontitis), sinusitis crónica o infecciones como la enfermedad de Lyme y otros organismos transmitidos por la garrapata. Todos se pueden identificar con análisis de sangre básicos, análisis de heces, cultivos de senos nasales y pruebas de ADN oral para revisar el microbioma oral. Además, dormir mal se asocia con inflamación, así que, como se dijo arriba, revisar y optimizar el sueño es importante también.

El síndrome metabólico es reversible con una dieta antiinflamatoria baja en carbohidratos, ayuno (entre 12 y 16 horas cada noche, o un día entero a la semana) y ejercicio, en combinación con sanar del intestino (usando caldo de huesos o regaliz desglicirrizado y ProButyrate). El intestino permeable suele ser tratable con una combinación de acciones: sanar el intestino y tratar los patógenos involucrados en la disbiosis, como la *Candida*. Los patógenos orales se pueden tratar con una combinación de pasta de dientes Dentalcidin y enjuague bucal, probióticos orales (es decir, Revitin) y referirse con un especialista dental enfocado en el sistema oral. Para organismos específicos, como sinusitis fúngica u organismos transmitidos por la garrapata, un tratamiento con antimicrobianos específicos es clave para eliminar la fuente de inflamación.

Los antiinflamatorios son útiles entonces para prevenir inflamaciones futuras. Entre ellos pueden estar las grasas omega-3 como el EPA (ácido eicosapentaenoico), curcumina, jengibre, ácido alfa-lipoico, dietas antiinflamatorias y otros. La naltrexona de baja dosis también reduce la inflamación y apoya el sistema inmunológico, lo mismo que el péptido timosina alfa-1. En general evitamos la aspirina y otros inhibidores de ciclooxigenasa porque tienen como efectos secundarios daño de la pared intestinal y de los riñones.

5. **Tratamiento de patógenos, optimización de microbiomas.** Como mencioné arriba, la inflamación asociada con el deterioro cognitivo de la enfermedad de Alzheimer puede ser ocasionado por infecciones crónicas. De hecho, el beta-amiloide que se acumula en el cerebro de pacientes de Alzheimer ha demostrado ser un péptido antimicrobiano, así que, si estás combatiendo estas distintas infecciones, generas el amiloide del Alzheimer como parte de la estrategia de tu cuerpo para matar estos agentes infecciosos. Por tanto, identificar y tratar estas infecciones representa otra parte importante del protocolo óptimo para revertir el deterioro cognitivo.

Algunos agentes infecciosos asociados con la enfermedad de Alzheimer son, como mencioné en el capítulo anterior, *Herpes simplex* (de fuegos labiales), HHV-6A (un virus del *Herpes* que puede entrar a través de los senos nasales) y otros virus de la familia del *Herpes*, *Porphyromonas gingivalis* (por mala higiene bucal), *Borrelia* (de la enfermedad de Lyme), otras infecciones transmitidas por garrapatas (*Bartonella, Babesia, Ehrlichia*), otros espiroquetos como *Treponema denticola* (también un patógeno oral) y diversos hongos como la levadura *Candida* y mohos como *Stachybotrys, Penicillium, Aspergillus* y *Chaetomium*. Tu médico puede analizar cultivos o hacer pruebas de anticuerpos, y luego iniciar un tratamiento específico enfocado en el patógeno identificado.

Más allá de la destrucción de los patógenos, es importante apoyar los microbiomas sanos, usando probióticos y prebióticos. Hay probióticos disponibles para el microbioma intestinal, el microbioma oral y el microbioma de senos nasales, y a su vez, los microbiomas óptimos ejercen múltiples efectos de salud, desde inhibir patógenos, hasta producir productos vitales metabólicos y fortalecer las barreras fisiológicas. Los prebióticos —la comida que ayuda al microbioma— están disponibles en alimentos (como espárragos, cebolla, ajo, poro y hojas de diente de león) o en suplementos (como cáscara de psyllium orgánica y raíz de konjac marca PGX).

6. **Desintoxicación.** El área especializada más difícil de dominar en la reversión del deterioro cognitivo es la desintoxicación, y los pacientes que tienen una exposición severa a toxinas son los más difíciles de tratar con éxito. No obstante, con diligencia, orientación a los detalles y personalización constante, muchos sí mejoran y conservan ese progreso.

Las toxinas a las que estamos expuestos todos se dividen en tres grupos: *1)* metales y otros inorgánicos, como los contaminantes del aire; *2)* orgánicos, como benceno, tolueno y glifosato; *3)* biotoxinas, es decir, toxinas producidas por organismos, como las micotoxinas producidas por ciertas especies de mohos. Estamos expuestos a toxinas y sustancias tóxicas en nuestros hogares y oficinas mohosos, en la contaminación del aire que respiramos, en los alimentos cargados de pesticidas y herbicidas que comemos, en los productos de belleza que usamos, en el agua impura que bebemos, en las impresoras y otros dispositivos electrónicos en nuestros hogares, e incluso en los recibos y demás productos que tocamos. Más allá de esto, hay "toxinas físicas" potenciales, como las ubicuas señales Wi-Fi a las que todos estamos expuestos.

Puedes revisar tu estatus de metales usando Quicksilver, el cual tiene un análisis triple para el mercurio y un análisis de todos los metales para revisar los demás, como plomo, cadmio, hierro y cobre, así como el metaloide arsénico. Por otra parte, también puedes hacer un análisis de Doctor's Data, LabCorp u otro grupo. Para toxinas orgánicas, el laboratorio Great Plains ofrece análisis de orina, y para biotoxinas, Real Time Labs y Great Plains ofrecen análisis de micotoxinas en orina. Puedes revisar tu casa o tu oficina en busca de los mohos específicos que producen micotoxinas, como *Stachybotrys, Aspergillus, Penicillium, Chaetomium* y *Wallemia*, con el objetivo de procurar un puntaje dentro del índice de fungosidad relativa de la Agencia de Protección Medioambiental (ERMI; la meta es <2) o de la segunda versión de la lista de efectos sanitarios de formadores específicos de micotoxinas e inflamógenos (HERTSMI-2; la meta es <11). Puedes obtenerlos en mycometrics.com o a través de otros grupos que analicen mohos.

Más allá de análisis directos de toxinas, es útil saber cómo estás respondiendo a cualquier exposición tóxica (y todos tenemos cierto grado de exposición a toxinas, desafortunadamente) y si tus genes son buenos, o no mucho, para desintoxicar. Esto se refleja en tu activación inmunológica, evaluada por tu C4a, TGF-beta-1 (factor de crecimiento transformante beta-1) y MMP-9 (matriz metaloproteasa-9); tu estatus de desintoxicación, medido a partir del nivel de glutatión y el análisis de los efectos de las toxinas en tu hígado, riñones y sangre, como ALT (alanina aminotransferasa), AST (aspartato aminotransferasa), GGT (gamma-glutamil transferasa), creatinina, nitrógeno ureico, conteo de plaquetas, conteo de glóbulos blancos y hematocritos, además de tu genética de desintoxicación (por ejemplo, de IntellxxDNA o 23andMe, con Promethease o Genetic Genie).

Para la desintoxicación hay ciertos lineamientos básicos que todos podemos adoptar:

- Agua filtrada, 1 a 4 litros al día.
- Sudar, ya sea por ejercicio o sauna (de preferencia infrarrojo) o cualquier otra cosa, seguido de un baño con jabón no tóxico, como de Castilla, una excelente forma de reducir la carga de toxinas.
- Una dieta rica en fibra y con abundantes plantas, con verduras desintoxicantes, como brócoli, coles de Bruselas, coliflor, kale, col, limón, jengibre, ajo, alcachofa y betabel.
- Suplementos desintoxicantes como el sulforafano, la vitamina C y el guggul.
- Comer frutas y verduras orgánicas, en particular de la Docena Sucia del Environmental Working Group, la cual representa la exposición a pesticidas más terrible: fresas, espinacas, kale, mandarinas, manzanas, uvas, duraznos, cerezas, peras, jitomates, apio y papas. En cambio, los Quince Limpios del EWG representan una menor inquietud en cuanto a su exposición a pesticidas, ya que tienen más protección que la Docena Sucia y, por ende, no es tan importante comprarlos orgánicos: aguacates, elotes, piñas, cebollas, papayas, chícharos dulces congelados, berenjenas, espárragos, coliflor, melón cantalupo, brócoli, hongos, col, melón verde y kiwi.
- Evitar comer pescados con una carga elevada de mercurio; son los que tienen bocas grandes y largas vidas (y, por tanto, se encuentran arriba de la cadena alimenticia), como atún,

tiburón y pez espada. Enfócate en cambio en salmón, caballa (pero no caballa real), anchoas, sardinas y arenque.

- Evitar la ingesta de dementógenos en la comida, como pesticidas y herbicidas (incluyendo glifosato) por verduras y frutas no orgánicas, el acrilamida en las papas fritas y a la francesa, el arsénico tratado térmicamente en ciertos pollos y arroces, los antibióticos y las hormonas en algunas carnes, el bisfenol A (BPA) en los alimentos enlatados, las grasas trans de muchos alimentos fritos y productos horneados, los nitritos y nitratos de las salchichas y otras carnes procesadas, los sulfatos de los alimentos procesados, los conservadores y colorantes, además del azúcar, el jarabe de maíz de alta fructosa y otros carbohidratos simples.
- Evitar los procesos de cocción que generan subproductos tóxicos, como ennegrecer la carne, usar aceites tratados térmicamente y usar aceites de grasas trans.
- Evitar las amalgamas dentales, que tienen un alto contenido de mercurio.
- Usar un filtro HEPA, como IQAir, para filtrar tanto las partículas como los gases. Para quienes hemos estado expuestos a los incendios de California y otras formas de contaminación del aire, es de particular importancia tener filtros HEPA encendidos cuando la calidad del aire es mala.
- Evitar ser fumador activo o pasivo.
- Evitar la anestesia general lo más posible y prepararse para ella optimizando la glutatión y desintoxicación en general.
- Enfocarse en la respiración diafragmática (desde tu abdomen, en lugar de los músculos intercostales de tu pecho) e inhalar a través de la nariz en lugar de la boca.
- Evitar las toxinas en artículos de belleza y salud. La aplicación Think Dirty te dará una idea de qué toxinas se encuentran en cada producto. También podrías consultar la

base de datos del Environmental Working Group y ver sus recomendaciones.

• Evitar toxinas como ftalatos, dioxinas, cloruro de vinilo y los BPA en plásticos, y usar mejor contenedores de otros materiales, como el vidrio. Considera que el papel de los recibos también es una fuente de BPA.

• Evitar el plomo de algunas pinturas y cañerías viejas.

• Manejar y resolver el estrés, ya que el deterioro cognitivo relacionado con toxinas se asocia con una hipersensibilidad al estrés, que a menudo provoca retrocesos en la cognición.

• Los masajes pueden ser útiles para mejorar el flujo linfático y apoyar la desintoxicación.

• Apoyar a tus órganos desintoxicantes: el hígado y los riñones. Para el hígado, el cardo mariano ayuda mucho, y algunas personas también incluyen curcumina, ácido tauroursodeoxicólico (TUDCA), manzanas orgánicas (que contienen pectina, un agente que se une a las toxinas), nueces de Castilla, aguacate, huevo de libre pastoreo, sardinas, verduras crucíferas, hojas verdes, alcachofas y aceite de pescado. Para los riñones es muy útil tomar jugo de betabel, ginkgo, moras azules, gotu kola y citrato de magnesio.

Además de estas prácticas generales, encárgate de toxinas específicas identificadas, como los tricotecenos (del moho *Stachybotrys*) o el mercurio orgánico (de los mariscos) o el benceno. En cuanto a las biotoxinas, hay libros excelentes de los doctores Ritchie Shoemaker y Neil Nathan. Para las quimotoxinas, el doctor Joseph Pizzorno escribió un manual soberbio, *The Toxin Solution*.

Sé que suena como si hubiera toxinas en todas partes y no pudieras evitarlas, pero por favor recuerda que se trata de una situación dinámica. Todos estamos expuestos constantemente, pero también desintoxicamos constantemente, así que la meta es solo reducir la exposición a toxinas lo suficiente y aumentar nuestra capacidad de desintoxicación para que te encuentres en el lado positivo del balance, en lugar de seguir incrementando tu carga tóxica general. Al reducirla, disminuirá tu riesgo de deterioro cognitivo, cáncer, diabetes y otras enfermedades crónicas.

7. **Estimulación.** Así como entrenar mejora la salud física, una u otra forma de estimulación cerebral se asocia a menudo con mejores resultados para quienes tienen deterioro cognitivo. Hay diversos métodos de estimulación y todos han demostrado aportar beneficios. El entrenamiento cerebral, como el que ofrecen BrainHQ (y sus múltiples programas, como Hawk Eye y Double Decision) o Elevate, representa una forma de estimulación cerebral. Para obtener los mejores resultados, evita provocar un gran estrés durante el entrenamiento cerebral; si no es posible, haz 30 minutos tres o cuatro veces a la semana sin mucho estrés, y luego puedes ir aumentando el tiempo. La estimulación con luz, como la que aporta Vielight (la versión gamma diseñada para las personas con deterioro cognitivo), o la estimulación con láser representan otras formas. La estimulación magnética, como la de MeRT, representa un tercer método de estimulación cerebral. La estimulación auditiva (que parece ser mejor a 40 Hertz) es un cuarto método.

8. **Apoyo inmunológico.** Tanto en el covid-19 como en el Alzheimer un alto grado de inflamación junto con una mala respuesta inmunológica adaptativa se asocian con un resultado negativo. Por lo tanto, queremos eliminar cualquier elemento inflamatorio identificado, como sucede con los patógenos descritos en el punto 5 anterior, y cualquier biotoxina señalada en el punto 6, minimizar la inflamación y dar apoyo al sistema inmunológico adaptativo. Esto incluye optimizar los niveles de vitaminas A, C y D (con K_2), zinc, quercetina, N-acetilcisteína, glutatión, ácido

R-lipoico y beta-glucano. Asimismo, evita las características de estilo de vida que dañan tu inmunidad, como el estrés crónico (los periodos de estrés agudo con una subsecuente resolución no son tan dañinos como el estrés crónico) y un sueño inadecuado.

9. **Reducir el beta-amiloide.** El beta-amiloide que se ha vilificado en la enfermedad de Alzheimer y retirado con anticuerpos (como solanezumab, crenezumab y aducanumab) sin mejorar a los pacientes, es una respuesta protectora antimicrobiana. Así que, quitar el amiloide sin primero eliminar las múltiples agresiones es potencialmente peligroso y, de hecho, hemos visto varios pacientes que empeoraron en asociación temporal con la administración de estos anticuerpos.

No obstante, como dije antes, la idea de reducir el amiloide *después* de acabar con las agresiones identificadas es atractiva, y es donde los fármacos antiamiloides podrían resultar ser valiosos (tras la aprobación de la Administración de Alimentos y Medicamentos del aducanumab en junio de 2021). Además, hay otros agentes útiles para reducir la carga amiloide, como la curcumina, la garra de gato, la ashwagandha, el resveratrol y las grasas omega-3.

10. **Sinaptogénesis y regeneración.** Después de que ya se hayan atendido los diversos factores que propician el deterioro cognitivo mencionados antes, debes recordar que la mayoría de la gente con deterioro cognitivo ha sufrido la pérdida de millones de conexiones sinápticas antes de siquiera buscar ayuda. Por tanto, dar apoyo a las sinapsis restantes, incrementar el funcionamiento de las que se encuentran presentes, pero no funcionales, y restaurar potencialmente las sinapsis perdidas son metas cruciales.

Parte de este apoyo se describe en el punto 3 anterior, con la aportación del apoyo trófico por medio de factores de crecimiento (como el FNDC y el FCN), hormonas y nutrientes. Además, las células madre pueden ayudar con la regeneración, y en la actualidad se están haciendo pruebas con células madre en pacientes con enfermedad de Alzheimer. No obstante, administrar células madre sin atender las causas crónicas del Alzheimer es como intentar reconstruir una casa mientras se sigue incendiando; tendrás mejores resultados si apagas primero el fuego y luego comienzas a reconstruir. Así pues, incluso si los estudios actuales fracasan, podría ser productivo determinar si las células madre son efectivas después de eliminar los diversos factores que contribuyen al deterioro cognitivo.

Hay tres tipos de planteamiento en relación con las células madre: las células madre embrionarias, las células madre mesenquimales y las células madre pluripotentes inducidas (iPSC). Las tres parecen prometedoras a la larga, aunque las iPSC enfrentan problemas de seguridad, como demostrar que no representan un riesgo en la formación de tumores. Mientras tanto, los estudios clínicos actuales se listan en ClinicalTrials.gov.

Resumen

La prevención y reversión del deterioro cognitivo es algo ya en curso para varios cientos de personas, así como para los siete sobrevivientes de este libro. Ahora entendemos cuáles son las causas del deterioro cognitivo, así que podemos identificarlas y atenderlas con éxito. No es fácil —de hecho, como sucede con cualquier maquinaria compleja, país u órgano, hay múltiples sistemas coordinados que deben permanecer intactos y funcionales para que su desempeño sea efectivo—, pero es factible para casi cualquiera con un médico experimentado, un asesor de salud cognitiva (que en algunos casos puede ser la pareja, un pariente o un amigo) y determinación.

Tenemos la habilidad sin precedente de seguir nuestros propios parámetros fisiológicos clave para optimizar nuestra salud cerebral: presión sanguínea, saturación de oxígeno, cantidad y calidad del sueño, variabilidad del pulso y el ritmo cardiaco, electrocardiograma, consumo de nutrientes, índice de masa corporal, glucosa en ayunas, nivel de cetonas, gasto calórico, genómica, evaluaciones cognitivas y microbiomas, entre otros parámetros. Esto nos ayuda a optimizar el funcionamiento de nuestro sistema nervioso y a prevenir el deterioro, además de que nos permite saber con suficiente tiempo si necesitamos consultar a un médico, en lugar de esperar hasta que el proceso neurodegenerativo ya lleve décadas en curso. Esta combinación convierte a la demencia en algo opcional en lugar de algo ineludible, y realmente puede ayudar a que el Alzheimer se convierta en una enfermedad rara, como debería ser.

Todos los mecanismos subyacentes cruciales del deterioro cognitivo se pueden evaluar y tratar:

1) Energía
2) Sensibilidad a la insulina
3) Apoyo trófico
4) Inflamación
5) Patógenos
6) Toxinas
7) Estimulación cerebral
8) Apoyo inmunológico
9) Beta-amiloide
10) Regeneración

Ante todo, no necesitas seguir el método a la perfección para obtener un resultado excelente. Simplemente cruza el umbral para empezar a ver mejoras cognitivas. Ya entonces puedes seguir avanzando con una optimización constante a lo largo del tiempo.

Capítulo 11

Adaptación, aplicación: ¿podrían responder otras enfermedades?

No se espera que completes tu labor de vida durante tu tiempo de vida; pero tampoco quedas excusado de hacerlo.

RABBI TARFON

¿Que si extiendo las fronteras? Yo rompo las fronteras.

GARRY MCFADDEN, *I Am Homicide*

Cuando estaba terminando mi entrenamiento neurológico, un Premio Nobel fue de visita a nuestra universidad buscando un neurólogo recién estrenado para un proyecto que tenía en mente. Su esposa había sido diagnosticada con una rara condición neurodegenerativa y quería contratar a alguien para que investigara por todo el mundo cualquier tratamiento innovador que pudiera ayudarla. Me conmovió su preocupación por su esposa y, cuando me encontré con él, señaló que se habían hecho muy pocos intentos terapéuticos con una persona con su condición, así que, ¿cómo podía alguien saber si acaso se pasó por alto algo relativamente básico? Tenía un buen punto. Tal vez todos hemos ignorado un patrón o un concepto básico o un tratamiento que podría permitirnos tratar con éxito las diversas enfermedades neurodegenerativas. Nuestra investigación sugería que bien podría ser el caso.

Una de las preguntas más comunes que me hacen es si el método de recodificación que desarrollamos para el deterioro cognitivo es efectivo para otras enfermedades neurodegenerativas, como la enfermedad de Parkinson, la demencia con cuerpos de Lewy y la esclerosis lateral amiotrófica, que también se conoce como enfermedad de Lou Gehrig. Si bien todavía no tenemos suficiente información para saber la respuesta a esa pregunta, sí empieza ya a surgir un patrón, uno que espero nos señale en la dirección correcta para prevenir y revertir el deterioro de cada uno de los padecimientos neurodegenerativos.

En primer lugar es importante distinguir entre enfermedades para las que haya un tratamiento efectivo —como es el caso de algunas formas de cáncer— y para las que no. Las enfermedades neurodegenerativas caen en esta última categoría, y de hecho representan el área de mayor fallo biomédico en lo referente a la terapéutica. Esto quiere decir que el estándar actual de cuidado es inútil y, por ende, adherirse a este estándar garantiza un fracaso. Una alternativa es participar en una prueba clínica para algún fármaco nuevo; sin embargo, estas opciones de medicamentos han sido en extremo infructuosas (más de 99% ha fallado), así que la probabilidad de que un solo medicamento, aplicado por su cuenta como monoterapia, vaya a revertir el proceso neurodegenerativo es en extremo baja, sobre todo ya que existen múltiples precursores subyacentes.

Una segunda alternativa es adoptar un método médico de precisión, determinar la causa de raíz y los factores de cada persona que propiciaron la enfermedad, y luego atender cada uno. Al final, una combinación de fármacos específicos y programas personalizados representa la mejor esperanza, pero para llegar ahí no solo tenemos que "probar los límites", sino sobrepasarlos, acabar con la insistencia en una sola medicina que ignora la causa de la enfermedad. Para poder aplicar este método de medicina de precisión debemos comprender qué factores están provocando el proceso neurodegenerativo para cada enfermedad y, más que eso, para cada persona. Esto es lo que nos dicen nuestras investigaciones.

Lo que nos enseñaron nuestros 30 años de investigación en el proceso neurodegenerativo lleva a una nueva teoría: la Teoría del Desajuste, una hipótesis unificada de neurodegeneración. Así es como funciona. Para cada red funcional del cerebro, hay abastecimiento y demanda, y ambos varían de zona a zona. Ya leíste sobre algunos abastecimientos necesarios para la producción y el mantenimiento de la sinapsis —la plasticidad— afectada en la enfermedad de insuficiencia crónica que llamamos Alzheimer, lo mismo que factores tróficos, hormonas, nutrientes, energía y sensibilidad a la insulina. Otras unidades funcionales del cerebro requieren distintos suministros y, por supuesto, hay un cierto traslape. Del otro lado de la ecuación, cada región tiene su propia demanda, basada en los requerimientos de la actividad neuronal, la reparación estructural y el mantenimiento. Así, cada región muestra un desequilibrio único entre ese suministro y esa demanda. El desajuste repetido o crónico entre el abastecimiento y la demanda —es decir, cuando se falla en suministrar lo necesario para cubrir la demanda— deriva en un proceso neurodegenerativo, una reducción programática que representa un intento por realinear la demanda con el abastecimiento disponible.

Si una teoría es precisa, entonces no solo debería ser compatible con la información publicada de parte de diversos campos, como la epidemiología y la bioquímica, sino que debería poder hacer predicciones precisas, por ejemplo, cómo prevenir, frenar o revertir el problema. Probemos la Teoría del Desajuste con un ejemplo. Hay una enfermedad neurodegenerativa que es todavía más común que el Alzheimer —aproximadamente 11 millones de estadounidenses la padecen, dos veces el número de pacientes de Alzheimer, y que a nivel global suma alrededor de 170 millones de personas— y es la degeneración macular relacionada con la edad (DMRE). La DMRE es la causa principal de pérdida de la vista no tratable después de los 50 años.

La mácula es la parte de la retina que se encuentra atrás de tus ojos, la responsable de tu visión central precisa, y es como un Ferrari andando a 320 kilómetros por hora todo el tiempo; es la parte más metabólicamente activa de todo tu cuerpo. Cada vez que la luz golpea tus ojos, tus dos máculas (una en cada ojo) se activan y esto no solo requiere una cantidad tremenda de energía, sino una remoción activa de desechos: las propias células que responden a la luz —fotorreceptores— desechan sus cabezas todos los días (¡y les crecen nuevas!), llenas de basura engullida por sus células abastecedoras, llamadas células del epitelio pigmentario de la retina (EPR). Esta parte es como si ese Ferrari a 320 kilómetros por hora necesitara cambios frecuentes de aceite para mantener las cosas funcionando sin problemas. Por tanto, cualquier cosa que incremente la demanda, como demasiada luz de alta energía (luz azul o morada) o vivir cerca del ecuador (con luz del sol de mayor intensidad), aumenta el riesgo de degeneración macular. De la misma manera, cualquier cosa que reduzca el abastecimiento necesario para esta actividad intensa, como una mala oxigenación debida a la apnea del sueño, a vivir en grandes altitudes o fumar cigarros, también aumenta el riesgo. Es más, esta disparidad se encuentra directamente vinculada con la propia respuesta inflamatoria asociada con la degeneración macular.

Por tanto, el tema es el mismo para el Alzheimer y la degeneración, aunque las especificidades sean distintas. El Alzheimer es una enfermedad de neuroplasticidad resultante de un desajuste en el apoyo sináptico necesario para las altamente demandantes modificaciones sinápticas requeridas en las respuestas plásticas dinámicas continuas, mientras que la degeneración macular es una enfermedad de insuficiencia de energía consecuencia de un desajuste entre la particular demanda tan elevada de la mácula y las limitaciones impuestas en el abastecimiento por una oxigenación reducida, un flujo sanguíneo disminuido, la inflamación, las toxinas (así como los dementógenos pueden contribuir al deterioro cognitivo, los agentes infecciosos de la anopsia pueden contribuir a la pérdida de la visión), la deficiencia nutricional y otros factores. Así pues, la degeneración macular no es sobre plasticidad, crecimiento ni cambio constante; se trata de una demanda muy alta, casi constante. En ambos casos, no obstante, aumentar el suministro y disminuir la demanda representa un enfoque racional tanto para la prevención como para la modificación, y en ambos casos, el armamento para lograrlo es vasto y específico de los precursores subyacentes.

De manera análoga, la enfermedad de Parkinson ha demostrado repetidamente una asociación con el fallo energético de una parte específica de las mitocondrias, una serie de proteínas directamente involucradas con la producción de energía llamadas complejo I. Cualquier cosa que inhiba este complejo, como el insecticida paraquat o el insecticida/piscicida rotenona, o la impureza MPTP que se trafica en la calle, puede conducir a la enfermedad de Parkinson. Esto indica que la modulación motora —el ajuste que se pierde con el Parkinson— depende de manera crucial de un funcionamiento mitocondrial óptimo, más que cualquier otro sistema en el cuerpo. No es ninguna sorpresa, entonces, que la respuesta a la insuficiencia de este sistema sea desacelerarlo, perdiendo el ajuste preciso y, por ende, desarrollando una postura lenta e inestable, un mal equilibrio y un temblor que revela la falta de estabilidad en reposo.

El Parkinson se suele asociar con una toxicidad química, no por dementógenos ni agentes infecciosos de anopsia, sino de los que inducen tremores. Así pues, la enfermedad de Alzheimer representa un desajuste trófico; la degeneración macular, un desajuste metabólico, y el Parkinson, un desajuste energético mitocondrial. Optimizar la prevención y el tratamiento de la enfermedad de Parkinson involucraría entonces identificar las toxinas mitocondriales presentes para cada persona, desintoxicar el sistema y aportar sustento al sistema involucrado (el sistema nigroestriatal de las neuronas dopaminérgicas), con factores tróficos específicos (FNDG, factor neurotrófico derivado de la glía), el apoyo a neurotransmisores (precursores de dopamina, como los que se encuentran en *Mucuna pruriens*), una dieta cetogénica con abundantes plantas (como la KetoFlex 12/3), resolver la inflamación y eliminar los inflamógenos, hacer ejercicio, tratar la apnea del sueño (y optimizar la oxigenación nocturna), curar el intestino, tomar probióticos y prebióticos, dar apoyo a las mitocondrias y, en casos adecuados, células madre.

La esclerosis lateral amiotrófica (ELA), también llamada enfermedad de Lou Gehrig, es otra enfermedad motora y, por tanto, "prima" del Parkinson, pero en lugar de afectar el ajuste del movimiento, afecta la fuerza misma, ya que las neuronas motoras que corren directamente del cerebro a la médula espinal —las neuronas motoras superiores— y las que corren de la médula espinal a los músculos —las neuronas motoras inferiores— se degeneran en ELA, con lo que dejan a los músculos estriados sin una salida neural al movimiento voluntario. De nueva cuenta, hay un desajuste, y en este caso se trata de algo parecido a estar bajo los efectos de la cocaína durante años: las neuronas esencialmente bailan hasta morir. Este fenómeno se llama *excitotoxicidad*. El neurotransmisor glutamato estimula y excita las neuronas, lo que es maravilloso mientras la estimulación se limite a una rápida inactivación (lo cual logran las células que apoyan a las neuronas, las células gliales, las cuales absorben el glutamato rápidamente y lo convierten en glutamina inofensiva). Sin embargo, si el glutamato no se elimina de inmediato, las neuronas se sobreestimulan y se fatigan, por lo que mueren. ¡Ya decíamos que todos los excesos son malos! Así pues, cualquier cosa que tenga el efecto neto de aumentar la señalización de glutamato puede aumentar el riesgo de ELA, desde estar expuesto a toxinas como el glutamato y comprometer el sistema de remoción, hasta extender la liberación de glutamato (como ocurre con una convulsión), eliminar las células que dispersan el glutamato o aumentar la señalización de glutamato en el interior de las neuronas. Por ejemplo, el científico investigador Paul Cox y su equipo descubrieron que la exposición a la molécula imitadora del glutamato llamada L-BMAA (L-beta-metilamino alanina) se vincula con el desarrollo de ELA en habitantes de Guam. Resultó que la fuente de la L-BMAA eran los murciélagos de la fruta, una delicia culinaria en Guam, los cuales concentran la L-BMAA después de comer semillas de cica que contienen esta molécula. Lejos de Guam, sin embargo, muchos también estamos expuestos a la L-BMAA en el mundo, no porque comamos murciélagos de fruta (la mayoría no lo hacemos), sino por la exposición a las cianobacterias, un tipo de bacteria que produce la misma molécula y habita típicamente en los lagos.

Por fortuna, el doctor Cox y sus colegas han desarrollado un tratamiento potencial para la exposición a la L-BMAA, que ahora se encuentra ya en pruebas clínicas. Se llama L-serina, y tomado en dosis muy elevadas, de hasta 30 gramos al día, compite con la L-BMAA, reduciendo así su toxicidad. Ya que no sabemos todavía cuántos casos de ELA se deben de hecho a la exposición de esta molécula, y dado que hay muchos otros factores que contribuyen, puede que sean necesarias más cosas que la L-serina para tratarla exitosamente; no obstante, es un método prometedor y esperemos que las pruebas sean exitosas.

Como ya dije, puedes llegar al mismo lugar —un efecto de glutamato en exceso— por diversos caminos, ya sea añadiendo un imitador, como la L-BMAA, o interfiriendo con la limpieza o por otro mecanismo. Hay una toxina a la que virtualmente todos estamos expuestos, y aumenta el glutamato por múltiples mecanismos, esa toxina es el glifosato, se encuentra en casi todas nuestras cosechas y ya reside en el cuerpo de casi todos nosotros. El glifosato aumenta la cantidad de glutamato liberada por nuestras neuronas y disminuye su limpieza y reduce el proceso de desintoxicación mismo. Es más, el glifosato tiene un efecto antibacteriano, que altera tu microbioma intestinal y aumenta la permeabilidad del intestino, con lo que se libera entonces un componente bacteriano LPS (lipopolisacárido) hacia el torrente sanguíneo, promoviendo la toxicidad del glutamato, así que tales efectos múltiples del glifosato representan una combinación potencialmente peligrosa.

Existen muchos factores de riesgo para el ELA, como la exposición al plomo, el uso de estatinas, el DDT, la baja testosterona, los trabajos en plantas eléctricas o en la milicia, la exposición a solventes o a la radiación, un incremento en los niveles de zinc, la deficiencia de cobre, algunas infecciones crónicas, entre otros. Así pues, un programa óptimo para ELA podría incluir desintoxicación (de metales, elementos orgánicos y biotoxinas), un incremento de glutatión, la eliminación de exposiciones a toxinas identificadas, salud intestinal, probióticos y prebióticos, inhibición del glutamato, identificación y tratamiento de patógenos crónicos, apoyo trófico para neuronas motoras, apoyo hepático (el hígado muestra daño como "hígado graso" en más de 70% de los pacientes con ELA), la reducción de la homocisteína, la discontinuidad de las estatinas si es posible, optimización hormonal, cetonas exógenas, reducción del consumo de aminoácidos y protección antioxidante. Como sucede con otras enfermedades neurodegenerativas, las células madre también podrían resultar valiosas —por ejemplo, las células madre derivadas del tejido adiposo—.

Entonces, ¿cómo traducimos la teoría de cada enfermedad neurodegenerativa y la gran cantidad de información que se ha reunido por medio de estudios epidemiológicos, genéticos, patológicos, toxicológicos, microbiológicos, inmunológicos y otros estudios básicos, en un programa personalizado, práctico y efectivo de tratamiento? Aquí es donde entra en juego el concepto de relación paciente-investigador (RPI) cual mecanismo útil y altamente eficiente. De hecho, la idea del biohackeo —cambiar tu propia bioquímica con suplementos específicos, dieta, ejercicio y otras cosas que "hackean el sistema"— lleva años circulando y una gran cantidad de personal no médico ha realizado su propio tratamiento para numerosas enfermedades, conseguir un efecto antienvejecimiento, aumentar la cognición y otras condiciones más. En un campo donde no existe un tratamiento efectivo y en el cual las pruebas de fármacos han fallado repetidamente, tales "ciudadanos científicos" y "ciudadanos médicos" pueden identificar nuevos enfoques que complementen las investigaciones actuales, y sí hay en realidad numerosos ejemplos de éxito anecdótico en casos de enfermedades neurodegenerativas (ve, por ejemplo, los de healingals.org).

Más allá del biohackeo, sin embargo, asociar investigadores con aquellos interesados en el biohackeo y necesitados de un tratamiento o prevención donde no existe alguno dentro del estándar actual de cuidado ofrece un mayor biohackeo guiado, y ya ha demostrado ser exitoso para tratar el deterioro cognitivo, como demuestran las historias de algunos supervivientes en este libro. Por tanto, quienes están interesados en el biohackeo, en situaciones en las que el cuidado básico no aporta nada efectivo, podrían considerar asociarse con investigadores perspicaces —y pueden ser investigadores básicos, investigadores clínicos o personas de vasto conocimiento— para optimizar el tratamiento y la prevención de una manera económicamente eficiente. Esta es la meta del próximo Proyecto Arca: así como el arca de Noé cargaba pares de individuos, el Proyecto Arca busca identificar una cantidad muy pequeña de individuos que se encuentren en una etapa muy temprana del proceso de lo que, de no anticiparse, serían enfermedades neurodegenerativas intratables, como ELA, enfermedad con cuerpos de Lewy o degeneración macular. El plan entonces es medir los múltiples precursores potenciales del proceso (las diversas toxinas, los cambios metabólicos, los nutrientes, los patógenos, etcétera, compatibles con cada proceso patofisiológico) y atenderlos, repitiendo para determinar si se puede crear un tratamiento inicial efectivo. Al final, se podría aplicar el mismo método a muchas otras enfermedades crónicas complejas, como esquizofrenia, trastornos del espectro autista, trastornos del desarrollo y lupus, por mencionar unos cuantos.

En seguida puedes apreciar que el panorama de nuestro entendimiento del proceso neurodegenerativo y el diseño de un tratamiento y una prevención efectivos está cambiando dramáticamente. Lo que durante más de 100 años ha sido una falta de comprensión de las causas de raíz de estas enfermedades "sin esperanza", lo que ha sido un fracaso repetitivo con planteamientos de monoterapias con un solo fármaco, lo que ha sido un cuidado básico que se abstiene de hacer los propios análisis requeridos para determinar los mecanismos detrás de cada enfermedad, finalmente empieza a dar paso a un criterio más racional y científico, una evaluación de pacientes humanos como sistemas altamente complejos con una compleja red disfuncional que a menudo se debe a varias alteraciones —desde toxinas y patógenos, o activaciones inmunológicas y vivir fuera de nuestro diseño evolutivo, etcétera—, a quienes se hagan más pruebas específicas, intervenciones tempranas, programas personalizados y una optimización iterativa. Es un tipo de medicina fundamentalmente distinto —medicina del siglo XXI—, uno que ha llevado el campo entero del tratamiento de las enfermedades neurodegenerativas de la desesperanza a algo claramente plausible. Los resultados presentados por pacientes en los capítulos 1 a 7 demuestran el éxito de este nuevo criterio.

Capítulo 12

Encías, gérmenes y acero: el dos por uno de la pandemia

Los estadounidenses siempre harán lo correcto tras agotar todas las alternativas.

WINSTON CHURCHILL

Esperemos que, para el momento de publicación de este libro en la segunda mitad de 2021,* la pandemia de covid-19 sea una cosa del pasado. Un deseo optimista, lo sé. Se prevé que la pandemia de covid-19 cause la muerte de cientos de miles de personas, quizá millones. Comparado con la población actualmente viva en Estados Unidos, casi *cincuenta veces* esa cantidad morirá de enfermedad de Alzheimer. Así que, por generalizado que esté siendo el covid-19, sus cifras se empequeñecen ante las de la pandemia de Alzheimer. Claramente, el covid-19 es una enfermedad mucho más aguda, mientras que la enfermedad de Alzheimer es crónica y por lo general ni siquiera se diagnostica antes de 20 años de la aparición de los primeros cambios patológicos.

* El 5 de mayo de 2023 la OMS declaró el fin de covid-19 como emergencia sanitaria internacional <https://www.paho.org/es/noticias/6-5-2023-se-acaba-emergencia-por-pandemia-pero-covid-19-continua>.

No obstante, hay increíbles paralelismos entre ambas pandemias, y las dos tienen mucho que enseñarnos. Es más, los factores que predicen malos resultados en el covid-19 son increíblemente similares a los que predicen un mal resultado en el deterioro cognitivo; en verdad, un beneficio de la pandemia. Como ha señalado el doctor Jeffrey Bland, el covid-19 es una pandemia dentro de una pandemia: una pandemia infecciosa dentro de la pandemia de padecimientos metabólicos que han minado la salud de las personas en últimas décadas. Pero los orígenes de las dos pandemias han sido controversiales, como verás a continuación.

Fascinantes investigaciones sobre el origen del virus del covid-19, Sars-CoV-2, de parte de dos científicos, el doctor Jonathan Latham y la doctora Allison Wilson, empezaron con la pregunta de si una extraordinaria coincidencia era en verdad una coincidencia. ¿Por qué el brote de covid-19 ocurrió a unos cuantos cientos de metros del laboratorio principal donde se realiza una investigación extensa del propio virus que provocó el brote? Es como investigar una explosión nuclear inexplicada que ocurrió junto a un sitio de pruebas nucleares y concluir que fue coincidencia y no tuvo nada que ver con el lugar. Seguro, *podía* ser coincidencia, pero hubiera sido mucho más fácil de creer si el brote de covid-19 hubiera empezado en Shanghái, Nueva York o Roma, o en el jardín de tu cuñado, o *en cualquier otra parte del mundo* que no fuera ese vecindario de Wuhan en específico. Al haber ocurrido en Wuhan, la probabilidad de que haya sido mera coincidencia es infinitesimal. Como señalaron Latham y Wilson, el laboratorio de Wuhan no solo es el principal centro de investigación del coronavirus, y no solo se han liberado otros virus en accidentes pasados, pero las dos secuencias virales que semejan más de cerca el Sars-CoV-2 —casi 99% idénticas— ¡se estaban estudiando en el laboratorio de Wuhan!

Lo que es todavía más interesante es la fuente de estos parientes cercanos casi idénticos del Sars-CoV-2. Se enviaron al laboratorio de Wuhan desde una mina en Mojiang, China, una mina llena de, lo adivinaste, murciélagos y guano de murciélago. Al estar retirando el guano en 2012, seis mineros se enfermaron de algo que es la viva imagen —literal, desafortunadamente— del covid-19. Se tomaron múltiples muestras de estos mineros, de los cuales murieron tres, y se entregaron al laboratorio de Wuhan, pero no se podían estudiar ahí (así que se congelaron como medida de seguridad) hasta que se construyera para este fin una instalación "segura", con un nivel de bioseguridad 4 (el más alto de todos), lo que retrasó la investigación hasta el año 2018. Más tarde, en 2019, bingo, una "misteriosa" nueva enfermedad, el covid-19, aparece justo afuera del laboratorio y se extiende a cada rincón del mundo, matando a millones en su camino. ¿Coincidencia? Quizá.

Los orígenes de la demencia van mucho más atrás, por supuesto, y aunque el doctor Alois Alzheimer no dio sino hasta 1906 su clásica descripción de la patología que más tarde se llamó enfermedad de Alzheimer, médicos ayurvedas ya habían descrito la demencia en la antigüedad, lo mismo que griegos y romanos. Sin embargo, con el aumento de la diabetes tipo 2, la prediabetes, la obesidad y la inflamación sistémica de las últimas décadas, el Alzheimer ha aumentado hasta convertirse en la tercera causa de muerte en Estados Unidos.

La interrelación entre estas dos enfermedades superficialmente disímiles es impresionante. El covid-19 comprimió los factores de riesgo que operan a lo largo de décadas en la enfermedad de Alzheimer en cuestión de unas cuantas semanas, pero son tremendamente parecidos: quienes padecen diabetes tipo 2, quienes tienen prediabetes, quienes presentan obesidad, quienes sufren de hipertensión y enfermedad vascular, quienes tienen una tendencia incremental a la coagulación sanguínea, quienes son de edad avanzada, quienes tienen una deficiencia de vitamina D, quienes tienen una deficiencia de zinc, quienes cuentan con el factor de riesgo genético ApoE4, quienes padecen un sistema inmunológico adaptativo debilitado, todos ellos pueden esperar un peor resultado del covid-19 y se encuentran en mayor riesgo de desarrollar enfermedad de Alzheimer. Como corolario, corregir estos mismos parámetros metabólicos y fisiológicos reduce el riesgo de un pronóstico desalentador con el covid-19 y disminuye el riesgo de desarrollar Alzheimer.

Presuntamente, la causa más importante de mortalidad relacionada con el covid-19 es una tormenta de citocinas, la inflamación descontrolada que muchas veces se trata con dexametasona esteroidea antiinflamatoria. Parte de esta misma respuesta —la inflamación asociada con el sistema inmunológico innato, la pieza más vieja evolutivamente de nuestro sistema inmunológico— ¡es el amiloide que asociamos con la enfermedad de Alzheimer! La materia misma que se acumula en nuestro cerebro cuando desarrollamos Alzheimer, la que hemos acusado de ser causa del Alzheimer, de la que se deshacen fármacos como el aducanumab, ¡es parte del intento de nuestro sistema inmunológico por lidiar con agresiones como infecciones virales o bacterianas! Así que, de cierta manera, el Alzheimer es como una tormenta de citocinas muy leve —más como una llovizna, en realidad— que dura décadas, por lo que la clave es identificar y tratar las infecciones crónicas (y otras agresiones) promotoras del proceso —como el intestino permeable, la gingivitis ("encías permeables"), la periodontitis (inflamación alrededor de los dientes) o la sinusitis—, y *luego* eliminar el amiloide. ¡Solo retirar esta sustancia sin acabar con las agresiones es como darle dexametasona a un paciente con covid-19 mientras se le sigue exponiendo a más virus día tras día! No es una estrategia muy racional.

Es posible que hayas visto una serie documental interesante titulada *The Food That Built America* (La comida que construyó Estados Unidos), donde se describen los orígenes de alimentos icónicos, como la cátsup de Heinz, los Corn Flakes de Kellogg's, la Coca-Cola, la leche de chocolate Hershey's y las hamburguesas de McDonald's. Es fascinante escuchar cómo estos distintos alimentos se desarrollaron y popularizaron. Pero en el centro de casi todos los alimentos que construyó Estados Unidos, el factor delicioso que los llevó a ventas multimillonarias es el azúcar. El azúcar en la comida rápida, el azúcar en la comida procesada, el azúcar en los postres, el azúcar en la comida enlatada, el azúcar en los condimentos. Como dice la canción, "azúcar en la mañana, azúcar en la noche, azúcar en la cena", y en cualquier otro momento. El azúcar —el alimento que construyó Estados Unidos— también es el alimento que devastó a Estados Unidos. La resistencia a la insulina que promueve el riesgo de Alzheimer y el riesgo de mortalidad del covid-19, del síndrome metabólico, la hipertensión, la obesidad, el envejecimiento prematuro, la enfermedad vascular, la resistencia a la leptina, las enfermedades crónicas y la mortalidad temprana, el deterioro cognitivo ubicuo y las descomunales tasas de muerte por covid-19. Los humanos simplemente no estamos diseñados evolutivamente para consumir las cantidades de azúcar a las que nos vemos expuestos, y estamos pagando el precio con nuestra salud. El azúcar se ha convertido en nuestro dementógeno número uno, el ladrón más común de la salud cerebral, y un factor de riesgo crítico en la posibilidad de muerte por covid-19.

Pero claro, quienes ya se recuperaron del covid-19, están fuera de peligro, ¿cierto? Ojalá fuera así. Muchos quedan con niebla mental, problemas de concentración, fatiga crónica, falta de aliento, dolor de cabeza, dolor muscular, palpitaciones, anosmia (pérdida del sentido del olfato), ageusia (pérdida del sentido del gusto), insomnio, erupciones o pérdida de cabello, todo parte de lo que se ha denominado "síndrome de larga duración". Qué tanto pueden durar estos síntomas todavía no se sabe. Pero en el horizonte se divisa un problema mucho más grande: ya han aparecido unos cuantos casos de pacientes relativamente jóvenes que desarrollan enfermedad de Parkinson inmediatamente después de tener covid-19, recordándonos el casi millón de casos de Parkinson que se dio después de la epidemia viral de hace un siglo. ¿El Alzheimer y el Parkinson son el futuro del covid-19? Para los más de 100 millones de personas que desarrollaron covid-19 a nivel mundial se trata de una inquietud a largo plazo y una razón para seguir un protocolo de prevención.

Mientras, esperemos que las vacunas protejan a los miles de millones en riesgo y ojalá estén disponibles pronto mejores anticoronavirales, ya que el remdesivir ha demostrado tener poca eficacia. Sin embargo, está claro que la resiliencia, una función inmunológica óptima y una función metabólica óptima son estrategias altamente efectivas para prevenir tanto el covid-19 como el deterioro cognitivo.

Estados Unidos ha sufrido muchas más muertes por covid-19 que ningún otro país, y aunque esto quizá se relaciona con un comportamiento de alto riesgo, también refleja nuestra salud metabólica como país —otro factor en común con el riesgo de enfermedad de Alzheimer—. El covid-19 ha traído a casa la seriedad de nuestra mala salud crónica, así como un incremento en la ansiedad, el aislamiento, la depresión y el insomnio. No obstante, al hacerlo fomenta que todos nos enfoquemos en mejorar nuestra salud metabólica, nuestra salud inmunológica y nuestra resistencia física en general.

Capítulo 13

Aumentar la cognición "normal": sé todo lo que puedas ser

Lo que el mundo necesita son más genios con humildad. Quedamos tan pocos.

OSCAR LEVANT

Soy bastante bueno, soy bastante inteligente, y maldita sea, la gente me quiere.

STUART SMALLEY *(antes senador Al Franken), Saturday Night Live*

Los médicos solían creer que una persona era diabética o no diabética. Incluso los expertos en la enfermedad se atenían a esta noción. Al igual que el embarazo, había o no había. Ahora, por supuesto, sabemos que, mucho antes de un diagnóstico de diabetes, ocurre una prediabetes, junto con la resistencia a la insulina asociada, así que hay un espectro de glucosa alta y su daño metabólico relacionado, que provoca finalmente la diabetes.

El mismo malentendido se da con el Alzheimer: solía creerse que una cognición "normal" precedía a la enfermedad de Alzheimer y que no había una designación para nada en medio. Por fortuna, nuestra visión ya es mucho más detallada. Y digo *por fortuna* porque la larga etapa previa al Alzheimer es la que nos ofrece la oportunidad más inmediata de completar una reversión del deterioro cognitivo, como hemos visto y documentado en repetidas ocasiones. El viaje de una cognición normal hacia la enfermedad de Alzheimer puede durar más o menos 20 años, y eso quiere decir que hay una ventana enorme de oportunidad para intervenir.

Pero ¿qué hay de la "normalidad"? Así como hay un largo periodo de discapacidad leve que precede a un Alzheimer evidente, ya diagnosticado, para muchos de nosotros una cognición aparentemente "normal" en realidad significa operar muy por debajo del potencial total. Y es cierto no solo para la gente que va encaminada hacia desarrollar Alzheimer; prácticamente todos podríamos estimular nuestras capacidades cognitivas. De hecho, el concepto entero de "normal" es un poco aterrador hoy en día: una persona "normal" tiene hipertensión, hipercolesterolemia, resistencia a la insulina, sobrepeso e intestino permeable; toma por lo menos una prescripción médica (y 20% de la población de Estados Unidos, por ejemplo, toma cinco o más); es probable que esté tomando una estatina o un antihipertensivo o un inhibidor de la bomba de protones, o los tres; presenta deficiencias de zinc, magnesio, selenio y yodo, ¡y es muy poco probable que manifieste una cognición óptima!

Todos nos vemos comprometidos de alguna manera (unos más que otros, pero todos hasta cierto grado) por factores como elecciones fallidas de alimentación y estilo de vida, un sueño subóptimo, una exposición no reconocida a quimotoxinas (incluyendo la contaminación del aire) y biotoxinas, microbiomas que no son lo que deberían ser, una estimulación cerebral subóptima, patógenos ocultos, cierto grado de inflamación constante, riego cerebral subóptimo, oxigenación subóptima y numerosos factores de carácter menos que óptimo, cada uno como ruido de fondo de nuestro genoma y epigenoma personales. Así como apenas nos damos cuenta de que la mayoría de nosotros tenemos un metabolismo no óptimo —abrumado por la resistencia a la insulina, un perfil de lípidos lejos del ideal, secuencias de desintoxicación obstruidas, un microbioma intestinal desequilibrado y demás—, cada vez nos damos más cuenta de que la gran mayoría también caminamos por la vida con una cognición "normal" que está muy lejos de ser la mejor.

Quizá no lo parezca, pero esto también es una buena noticia. Si nuestra cognición actual es menos que óptima —el caso para prácticamente casi todos—, entonces hay espacio para mejorar. Y dado que casi todos estamos trabajando con cerebros subóptimos, tenemos la oportunidad de volvernos más inteligentes.

Después de todo, la cognición es sin duda la cualidad humana más importante y esencial. La diferencia entre cognición "normal" y superior es la diferencia entre el *statu quo* y la innovación, entre los problemas incrementales y encontrar soluciones, entre el fracaso y el éxito. Por tanto, aumentar la cognición "normal" tiene implicaciones de mucho mayor alcance: para un mejor trabajo, un mejor estado de ánimo, menos accidentes, menos errores, mejores ideas y una vida en general más plena y exitosa. Esto aplica para todos, desde los que están en sus veintes hasta los que están en sus noventas (¡y más!). Esencialmente estamos llegando a una nueva consideración de lo que en realidad significa "estar sano", conforme nuestros análisis se vuelven más extensos y más mecánicos. Ahora podemos determinar nuestros niveles de salud, riesgo y función como nunca antes, y mejorarlos, con un efecto impresionante en todo, desde la condición y el sistema inmunológico, hasta varias enfermedades asociadas con la edad.

Cam es un hombre de 49 años cuya esposa sufría deterioro cognitivo y comenzó el protocolo, el cual también adoptó él para apoyarla. Aunque él no tenía ninguna molestia cognitiva, en los meses subsecuentes perdió casi 10 kilogramos y notó un claro aumento de energía, estados de ánimo más positivos, se sentía más enfocado y su memoria era mejor. Su desempeño en el trabajo tuvo una mejoría tan marcada, que sus compañeros más jóvenes empezaron a preguntarle qué estaba haciendo.

Todas las herramientas de las que has leído hasta este punto —la dieta KetoFlex 12/3, las técnicas de manejo de estrés, ejercicio y mejor descanso, todo— aplican para ti. Todas te ayudarán a disfrutar una mejor vida y afinarán tu cognición sin importar cuál sea tu estado actual. En ese sentido, el libro entero trata sobre estimular la cognición. En este capítulo, sin embargo, iremos más lejos. Aquí exploraremos el vasto armamento disponible para todos —desde los efectos de los neurotransmisores, los mensajeros secundarios y la estructura sináptica, hasta los factores tróficos, la energía mitocondrial y decenas de otras metas— que puede elevar tu cerebro hasta un "normal" nuevo y mucho más grande.

De lo que estamos hablando es algo muy distinto de los estímulos a corto plazo (que puedes ver como trucos mentales improvisados) a los que recurren muchas personas cuando necesitan un empujón mental. Fármacos como el Adderall o las anfetaminas, y drogas como la cocaína hacen su labor y luego se esfuman… o algo peor. Pueden provocar adicción y efectos secundarios negativos y hasta devastadores. Estamos buscando un tipo de estímulo más sustentable y sano: la clase de progreso a largo plazo que se pueda hacer con un incremento del apoyo colinérgico, más FNDC, optimización hormonal y mejor microbioma intestinal, entre varios otros parámetros. Un cerebro adecuadamente mejorado debería *permanecer* mejor como parte de un estilo de vida sustentable y equilibrado. Este método requiere más esfuerzo que tomarse una pastilla, pero producirá la clase de cambio que en verdad quieres.

¿Qué se necesita para apoyar la memoria y la cognición en general? Hay un viejo principio en la neurociencia: "las neuronas que se encienden juntas, se conectan", lo cual implica que una asociación repetida de estímulo y respuesta fortalece el circuito. Para efectos prácticos, esto quiere decir que la repetición ayudará en la creación y el mantenimiento de recuerdos, ya sea que esos recuerdos sean de aprender un nuevo idioma o de usar un nuevo smartphone o tocar un nuevo instrumento musical, o cualquiera de las múltiples tareas o cúmulos de información que adquirimos. Cuando realizamos este aprendizaje, la idea es optimizar todos los factores que contribuyen, así como cuando estás construyendo una casa y quieres tener los planos correctos, los mejores trabajadores, los materiales de construcción de la mejor calidad, los permisos adecuados y demás. Así que veamos cómo podemos construir mejor nuestra "casa de recuerdos".

Para crear y conservar las conexiones sinápticas que necesitamos para formar y retener recuerdos, querremos establecer la química cerebral adecuada en apoyo tanto del cableado que conecta como del disparo que enciende. Puede sonar simple, pero tu cerebro depende de un sistema altamente complejo de abastecimiento. Hay neurotransmisores, químicos que median entre las señales enviadas por tus neuronas. Hay neurotrofinas que nutren a tus neuronas y apoyan la formación de sinapsis nuevas, vínculos semipermanentes de neurona a neurona. Hay un transporte axoplásmico, un proceso de etapas múltiples que transporta partes de células y recursos moleculares por el axón, la "cola" larga de una neurona, la cual lleva señales eléctricas a través del cerebro. Y eso es solo en principio. Otros sistemas minimizan la señalización inflamatoria y regulan el potencial y el funcionamiento de la membrana mitocondrial, la homeostasis de metales, el desdoblamiento de proteínas, la función de células de apoyo, como astrocitos y microglía, la mielinización (el aislamiento graso alrededor de las neuronas) y cuantiosos parámetros más, vitales para la optimización de la función cerebral.

Toda esta actividad apoya los 100 000 millones de células cerebrales que crean alrededor de 500 billones de conexiones. Y, sin embargo, en comparación con una computadora digital, la velocidad de procesamiento del cerebro es bastante modesta: solo 60 bits por segundo según una medición. El cerebro humano utiliza sus recursos de manera muy distinta que una computadora, pero tienen una similitud funda-mental: un procesamiento más rápido requiere más energía. Entrenar el cerebro es útil para sacar el mayor provecho de esos 60 bits por segundo. Las técnicas antienvejecimiento también son importantes, ya que la velocidad de procesamiento del cerebro y su cantidad de cone-xiones activas se vinculan muy de cerca con la edad biológica.

¿Cómo construir y mantener un mejor cerebro?

El primer paso para estimular tu cerebro es poner en práctica los pro-tocolos fundamentales que hemos diseñado para la prevención del deterioro cognitivo: una dieta sana, ejercicio abundante, sueño de alta calidad y evitar el estrés crónico (en contraste, el estrés agudo con una resolución no es ni remotamente tan dañino y en realidad puede ser de apoyo —un proceso llamado hormesis—). Además, los programas de entrenamiento cerebral son tanto divertidos como útiles, pues per-feccionan tu proceso de pensamiento. BrainHQ es el programa con más apoyo científico e incluye múltiples programas para la memoria, la velocidad de procesamiento, la función ejecutiva y otras habilidades cognitivas. Entre otras opciones se encuentran Elevate, Dakim Brain-Fitness y Lumosity. Para muchas personas, en particular adolescentes y jóvenes en sus veintes y sus treintas, estas acciones podrían ser sufi-cientes. Puedes conocer tu estado cognitivo a partir de una cognosco-pía —análisis de sangre que evalúan los parámetros críticos de la cognición y el riesgo cognitivo, junto con una sencilla prueba cogniti-va en línea como CNS Vital Signs o Cogstate—. Hay un riesgo incre-mental después de los cuarenta de los diversos factores que impiden una cognición óptima, así que se podrían necesitar intervenciones más agresivas.

Tales intervenciones ahora son posibles porque podemos estudiar y monitorearnos a nosotros mismos como nunca antes. Entre más extensos y mecánicos se vuelvan nuestros análisis, comprenderemos de otra manera lo que en realidad implica "estar sano". Ya no hay necesidad de quedarnos satisfechos con la definición negativa de salud como "no enfermo" o "no impedido". Ahora podemos determinar nuestro nivel de salud como nunca antes, en comparación con lo que podría ser, y mejorarlo. Este acercamiento enfocado y promovido por la información está teniendo un efecto impresionante en todo, desde el sistema inmunológico, hasta muchas enfermedades relacionadas con la edad. Por supuesto, también impacta la cognición.

El segundo paso para estimular tu cerebro involucra listar una gama personalizada de agentes nootrópicos (estimulantes de la cognición), muchos de los cuales tienen varios mecanismos de acción. Hemos detallado algunos de los más importantes aquí. Así como con el protocolo ReCODE, lo ideal es que hagas pruebas, personalices y ajustes tu protocolo individual conforme descubres cómo responde tu propio cerebro.

Una farmacopea para ayudar al cerebro

- **Aumentar la neurotransmisión con la acetilcolina:** este neurotransmisor es crucial para entregar mensajes entre y desde las neuronas. Los suplementos que pueden asistir esta labor son huperzina A (derivada del musgo chino, *Huperzia serrata*), *Bacopa monnieri* (también llamada brahmi, una planta medicinal tradicional de India), citicolina, alfa-GPC y lecitina, una grasa esencial encontrada en muchos alimentos, como los huevos.
- **Para aumentar el AMP cíclico:** el monofosfato de adenosina (AMP) es un mensajero importante para la plasticidad cerebral. La cafeína, un inhibidor de la adenosina, estimula el AMP cíclico, lo mismo que la L-teanina, un aminoácido encontrado en el té y en ciertos hongos.

- **Optimizar la transmisión glutamatérgica versus la GABAérgica:** el glutamato es el neurotransmisor más común en el cuerpo. El ácido gamma-aminobutírico (GABA) suprime la señalización excesiva de las neuronas. Una sobreabundancia de glutamato por encima del GABA se asocia con ansiedad, depresión, inquietud, incapacidad para concentrarse, dolor de cabeza, insomnio, fatiga y un incremento en la sensibilidad al dolor. Puedes recuperar el equilibrio con valeriana (un extracto de raíz medicinal), vitamina B_6 y toronjil, y tomando GABA directamente.

- **Apoyar la función mitocondrial:** las mitocondrias son unidades (organelos) de producción de energía en el interior de las células de tu cuerpo. Son cruciales para la cognición y de hecho para todo el metabolismo. Las mitocondrias convierten las cetonas endógenas, derivadas de la descomposición del tejido adiposo, en acetil-CoA y las metabolizan. Las cetonas exógenas (como las sales de cetonas o ésteres) también aportan energía, pero les faltan algunas de las ventajas de las cetonas endógenas, como el efecto antiinflamatorio asociado. La meta es crear una flexibilidad metabólica para que tus mitocondrias puedan metabolizar ya sea carbohidratos o grasas/cetonas.

    Entre los suplementos útiles se encuentran el ubiquinol (también vendido como Coenzima Q10 o CoQ10), la PQQ (pirroloquinolina quinona, que aumenta la cantidad de mitocondrias), el ácido R-lipoico (una molécula antioxidante y facilitadora que se encuentra además en las espinacas y el brócoli), la creatinina (que aporta energía) y el ribósido de nicotinamida, una forma de vitamina B_3 que incrementa la NAD+ (dinucleótido de nicotinamida adenina). Como se dijo en el capítulo 10, el azul de metileno promete ser otro método para incrementar la función mitocondrial.

- **Apoyar la neurotransmisión a través de la dopamina:** en el cerebro, la dopamina es una molécula de señalización primaria particularmente asociada con la secuencia de "recompensa" que refuerza ciertos comportamientos; la pérdida de células productoras de dopamina contribuye a la enfermedad de Parkinson. Entre los suplementos que pueden ayudar con la producción de dopamina se encuentran la tirosina y la fenilalanina (dos aminoácidos esenciales), y la vitamina B_6.

- **Apoyar la estructura sináptica:** un cerebro sano depende de una infraestructura celular robusta. Para mantener la condición física de tus neuronas, prueba con la citicolina y su pariente químico, el alfa-GPC (glicerilfosforilcolina), además del DHA (ácido docosahexaenoico), un ácido graso omega-3 que también se encuentra en los pescados, sobre todo de agua fría.

- **Mejorar la capacidad mental de enfoque:** los suplementos que pueden agudizar tu pensamiento incluyen el gotu kola (una hierba tradicional china y ayurveda), el shankhpushpi (una medicina ayurveda) y el ácido pantoténico (vitamina B_5). Muchas personas informan un avance con el tratamiento terapéutico de frío/calor, alternando entre un sauna caliente y agua fría para estimular la respuesta sensorial y aumentar además la función mitocondrial.

- **Aumentar el factor neurotrófico derivado del cerebro (FNDC):** esta proteína esencial promueve la formación y el mantenimiento de las neuronas del cerebro. Puedes potenciar tu FNDC con extracto de fruto del café entero (EFCE) y dihidroxiflavonas (7.8-DHF). También existe una técnica sencilla y placentera de estimular el FNDC mientras aportas muchos otros beneficios físicos y psicológicos: el ejercicio, y hay ciertos refuerzos que puedes hacer, como la oxigenoterapia durante el ejercicio y el Kaatsu (que usa bandas para incrementar la respuesta fisiológica al ejercicio), los cuales podrían darte muchas más ventajas.

- **Aumentar el factor de crecimiento nervioso (FCN):** junto con el FNDC, el FCN es crucial para el crecimiento, el mantenimiento y la supervivencia de las células nerviosas. Entre los suplementos promotores del FCN se encuentran *Hericium erinaceus* (hongo melena de león), el ALCAR y cepas específicas de bacterias en el microbioma intestinal (por ejemplo, algunas bifidobacterias), las cuales se pueden estimular tomando probióticos.

- **Aumentar la sirtuina 1 (SIRT1):** investigaciones recientes indican que esta proteína estimula la autofagia y provoca una respuesta antienvejecimiento en animales de laboratorio. Se está explorando más ampliamente como mediador antienvejecimiento y además incrementa la señalización sinaptoblástica (contra el Alzheimer) de la proteína precursora de amiloide, PPA. Puedes aumentar la función de la SIRT1 tomando resveratrol (que se encuentra en uvas y vino tinto, pero también en muchas moras), el ribósido de nicotinamida, el NMN (el mononucleótido de nicotinamida, un derivado de la niacina y la NAD+). También puedes estimular la producción de NAD+ en tu cuerpo con ejercicio y ayuno.

- **Promover el flujo sanguíneo:** el ginkgo ha demostrado aumentar el flujo sanguíneo estimulando la producción de óxido de nitrógeno, el cual dilata los vasos sanguíneos. El óxido de nitrógeno puede aumentar además con L-arginina, Neo40, extracto de betabel y arúgula.

- **Mejorar el estado de ánimo:** en algunos casos puedes ir directo al efecto deseado y hacerlo sin los medicamentos comunes que tienen efectos secundarios considerables. El azafrán es un antidepresivo natural; parece funcionar subiendo los niveles de serotonina. El toronjil también ha mostrado efectos beneficiosos.

- **Reducir el estrés crónico:** el estrés agudo, con resolución, es algo con lo que todos lidiamos y no impide la cognición. Sin embargo, el estrés crónico implacable que tantos experimentamos se asocia con la atrofia cerebral. Existen muchos métodos para atenderlo, desde meditación, yoga e interacciones sociales (si bien es cierto que era más difícil durante la pandemia), hasta música, shinrin-yoku (la técnica japonesa de un "baño de bosque") y otros, lo que sea que te aporte alegría, relajación y realización.

- **Optimizar la metilación:** la metilcobalamina (Me-B$_{12}$, una forma de vitamina B$_{12}$), el piridoxal-5'-fosfato (P5P, una forma activa de la vitamina B$_6$) y el metilfolato (otra vitamina del complejo B) regulan la metilación, crucial para el epigenoma y la lectura de genes específicos, así como la desintoxicación, entre otros procesos.

- **Minimizar la inflamación y apoyar la inmunidad adaptativa:** como hemos notado anteriormente, la inflamación está fuertemente vinculada con el deterioro cognitivo. Muchos suplementos te pueden ayudar a controlar la inflamación y los efectos que la acompañan. La curcumina (derivada de la cúrcuma), el jengibre y la *Withania somnifera* (la ashwagandha de la medicina ayurveda) han demostrado ser efectivos. Como se dijo en el capítulo 10, también es importante resolver cualquier inflamación constante, lo cual puede lograrse con mediadores prorresolución especializados o dosis altas de grasas omega-3 (dos a cuatro gramos), y para eliminar la fuente de inflamación, ya sea del intestino permeable, el síndrome metabólico, las infecciones crónicas u otras fuentes. La naltrexona de baja dosis es útil también para optimizar la función inmunológica y reducir la inflamación.

  Apoyar la inmunidad adaptativa incluye optimizar el zinc (y se trata de una deficiencia muy común) y la vitamina D, y optimizar la quercetina, el ácido R-lipoico y el compuesto correlacionado de hexosa activa (AHCC).

- **Aumentar la desintoxicación y minimizar los niveles de toxinas:** hay muchos caminos para reducir la carga tóxica de tu cuerpo, como se mencionó en el capítulo 10, y desarrollamos el método ReCODE para optimizar la prevención del deterioro cognitivo. Encontrar y eliminar las fuentes de la exposición a toxinas es esencial, por supuesto. El sulforafano (que se encuentra en la col y el brócoli), el glutatión (un antioxidante común) y la N-acetil cisteína (NAC) pueden ayudar a limpiar el cuerpo. Consumir una dieta alta en fibra y beber agua filtrada te ayudará a eliminar toxinas. Usar un sauna infrarrojo y después lavarte con jabón de Castilla también puede ser efectivo.

- **Sanar tu intestino:** una gran cantidad de investigaciones han demostrado inequívocamente que el ecosistema microbiano de tu cuerpo es esencial para tu salud mental y física. El estilo de vida KetoFlex 12/3 incorpora múltiples técnicas para optimizar tu microbioma, entre ellas comer una dieta rica en alimentos fermentados, proteínas vegetales y fibra. Reducir tu carga tóxica y minimizar los antibióticos y otros medicamentos supresores del microbioma, como los inhibidores de la bomba de protones (PPI, por sus siglas en inglés), también es importante.

- **Optimizar tu estatus nutricional:** más allá de los suplementos individuales, deberías buscar un equilibrio general de nutrientes en tu dieta. Nota, por ejemplo, que la cognición es mejor con niveles normales a altos de vitamina B_{12}, que con niveles normales a medios o bajos a normales. En *El fin del Alzheimer* comento ampliamente la nutrición cerebral óptima.

- **Optimizar el estatus de antioxidantes:** es en exceso simplista la popular idea de que lo preferible son más antioxidantes. En realidad, necesitas *ambos* efectos, oxidantes y antioxidantes, en un equilibrio óptimo. Dependerá de tu bioquímica personal, pero podrías aumentar tus niveles de vitamina E, glutatión, vitamina C, sulforafano, ubiquinol, vinpocetina (una versión sintética de un medicamento encontrado en la vincapervinca), SkQ y mitoquinol (dirigidos a las mitocondrias).

- **Ayuno:** ayunar tiene numerosos efectos de salud, desde aumentar la cetosis, mejorar el control glucémico y apoyar la sensibilidad a la insulina, hasta mejorar el estatus de lípidos, mejorar la presión sanguínea e incrementar la autofagia y la mitofagia, entre otros.

Así pues, ayunar es la base de la pirámide alimentaria del cerebro (por lo menos 12 horas entre el final de la cena y el inicio del desayuno o el almuerzo, y al menos tres horas entre la cena y la hora de dormir). Entre más pronto empieces a ayunar en la vida, más profundos serán los beneficios que extraigas y durarán más tiempo.

- **Monitorear:** como mencioné en el capítulo 10, todos tenemos acceso ahora a numerosas herramientas de rastreo, y para todo, desde oxigenación de la sangre y niveles de cetonas, hasta calidad y cantidad del sueño, variación del ritmo cardiaco y muchos más. Para personalizar tu protocolo de mejoría, presta especial atención a tus niveles de oxigenación en la sangre (puedes usar un Reloj Apple o el iPhone, Beddr u otro oxímetro), la variabilidad del ritmo cardiaco (usando el Reloj Apple o el anillo Oura), los niveles de cetonas (usando el análisis de aliento Biosense o Precision Xtra o el medidor de cetonas Keto-Mojo), los niveles de glucosa (usando un monitoreo continuo de glucosa o el medidor de glucosa Precision Xtra), la calidad y cantidad del sueño (usando un anillo Oura o el Reloj Apple), nutrientes (usando el sitio Cronometer), el tiempo de ejercicio (usando cualquiera de los múltiples medidores portátiles, como el Reloj Apple o Fitbit) y la elasticidad vascular (usando iHeart).

- **Optimizar tu estatus hormonal:** para la mayoría de nosotros, optimizar nuestra dieta, ejercicio, sueño, nivel de estrés y microbioma nos permitirá producir niveles altamente funcionales de hormonas, como estradiol, testosterona, progesterona, pregnenolona y DHEA. Sin embargo, para otros, ya fuera debido a la autoinmunidad (por ejemplo, tiroiditis de Hashimoto, la cual conduce a niveles tiroideos disminuidos), la toxicidad, los carbohidratos simples u otras causas, una o más hormonas se verán reducidas, lo que puede afectar la cognición. Regresar estos niveles a su condición óptima con el apoyo de un endocrinólogo funcional o internista puede ayudar a mejorar la cognición.

- **Salud oral y microbioma:** los organismos del microbioma oral están apareciendo, sorprendentemente, en el cerebro, en lesiones arterioscleróticas e incluso en cánceres, lo cual sugiere que existe una comunicación extensa entre estos organismos a lo largo del cuerpo, incluyendo efectos en el cerebro y, por ende, la cognición. Optimizar tu microbioma oral comienza con la revisión de un análisis OralDNA buscando patógenos como *P. gingivalis*, *T. denticola*, *F. nucleatum* y *P. intermedia*. Si encuentras que tienes niveles significativos de estos patógenos, puedes mejorar tu microbioma oral con pasta dental y enjuague Dentalcidin, seguido de una pasta de probiótico como Revitin. Si tienes gingivitis o periodontitis, se recomienda consultar con un especialista del sistema oral.

- **Genómica funcional:** secuencias enteras del genoma cada vez son más costeables, y esto debería volverse parte del estándar de una evaluación de salud en el futuro cercano. Sin embargo, incluso pequeñas fracciones del genoma, como las que ofrece 23andMe, pueden ser en extremo útiles, dándote información (con la evaluación adecuada) sobre tu estatus del gen ApoE, el riesgo de Alzheimer, la desintoxicación (y así el riesgo de enfermedades asociadas con toxinas, como la demencia), el riesgo vascular, la tendencia trombótica y muchos otros parámetros de salud. Los programas de evaluación, como Genetic Genie e IntellxxDNA son muy útiles para crear estrategias relacionadas con una función cerebral óptima y la salud en general.

- **Factores de juventud:** el interés en el "plasma joven" (parabiosis heterocrónica) en los individuos envejeciendo sigue sometido a una valoración que la sustente, pero uno de los estudios de seguimiento más interesantes mostró que la mayoría de los efectos sanitarios se pueden deber simplemente a la eliminación de los "factores del envejecimiento" por plasmaféresis, que sería una alternativa mucho más simple y menos costosa. Como mencioné antes, la renovación y regeneración usando células madre tienen un potencial impresionante, y los estudios clínicos corrientes (aun cuando se lleven a cabo como monoterapias y, por ende, sean subóptimos) deberían ayudar a determinar la magnitud de su efecto en la cognición.

- **Intervenciones a corto plazo:** como ya mencioné, una hiperactivación a corto plazo con agentes como anfetaminas, cocaína o Adderall claramente puede aumentar la cognición, pero tiene un precio, ya que se pueden dar efectos a largo plazo, como adicción, fatiga y vasculitis. Sin embargo, hay alternativas más seguras a corto plazo, como Nuvigil (que inhibe la somnolencia y apoya el estado alerta) y los racetamos piracetam, aniracetam y fenilpiracetam. Los racetamos tienen un efecto no trópico, que mejora la memoria y la cognición, y tienen pocos efectos secundarios a corto plazo, aunque algunas personas desarrollan insomnio o ansiedad. No obstante, se adhieren a los receptores de glutamato, y por tanto no es adecuado que los continúes indefinidamente; dicho lo cual, el uso a largo plazo no ha sugerido hasta la fecha un riesgo mayor de las condiciones relacionadas con los receptores de glutamato, como convulsiones o ELA, así que estos no trópicos pueden ser muy útiles para incrementar la memoria y la cognición en general, incluso a largo plazo.
- **Posibilidades futuras:** hay posibilidades emocionantes en el horizonte, las cuales deberían continuar impulsando nuestra capacidad de mejorar la cognición: probióticos específicos con cepas que aumenten los factores tróficos específicos y los neurotransmisores; la evaluación de los microbiomas de órganos que se consideran tradicionalmente estériles —como la sangre y el cerebro— debería ofrecer nuevas ideas sobre organismos no reconocidos que impacten la cognición (tanto positiva como negativamente); las CRISPR (repeticiones palindrómicas cortas agrupadas y regularmente espaciadas) permitirán la manipulación genética,

con sus claras implicaciones clínicas y éticas, y la imagenología retinal del amiloide debería permitir un reconocimiento temprano de la acumulación amiloide, la cual, como ya se mencionó, empieza a ocurrir alrededor de 20 años antes del diagnóstico de Alzheimer, ofreciendo así un excelente sistema de advertencia temprano.

Para la mayoría de nosotros habrá razones específicas por las que nuestra cognición "normal" pueda aumentar. Para algunos será porque tenemos cierto grado de resistencia a la insulina, como 80 millones de estadounidenses, y revertir esto mejorará la cognición. Para otros, será la cantidad subóptima del sueño o su calidad, y optimizarlo también mejorará la cognición. Y aún para otros resultará ser el estrés crónico, el cual se puede manejar de forma efectiva. Y para algunos más puede ser una inflamación crónica leve por intestino permeable o muy poco ejercicio, enfermedad vascular leve, niveles hormonales subóptimos, deficiencia de colina alimentaria o deficiencia de vitamina D. Optimizar estos parámetros cerebrales cruciales nos permitirá tener un pensamiento más nítido y conservarlo en las décadas subsecuentes.

Capítulo 14

La revolución no se va a televisar (ni a reembolsar)

Cada revolución parece imposible al principio,
y después de que sucede, resulta inevitable.

BILL AYERS

Las revoluciones son de cierta manera el equivalente humano de los terremotos: masivos cambios tectónicos mortales. Por supuesto, en el caso de las revoluciones, los cambios son ideológicos y de gobierno, pero la tasa de muerte muchas veces excede hasta las de los terremotos más terribles. La guerra de Independencia de Estados Unidos derivó en la muerte de 37 000 personas. La Revolución francesa en 40 000 más o menos. La Revolución mexicana en 500 000. Y la Revolución rusa en un punto entre cinco y nueve millones. Pero estas serias cifras quedan eclipsadas por la cantidad de muertes de la actual revolución médica, algo sorprendente, ya que la mayoría de las personas ni siquiera sabe que tal revolución se está dando en absoluto. Es más, mientras que en la mayoría de las revoluciones, los revolucionarios y los miembros del régimen en poder son quienes principalmente mueren en la contienda ("daño colateral", no obstante), en la revolución médica de hoy las pérdidas somos tú y yo y los múltiples pacientes —no los revolucionarios ni el régimen atacado en sí mismo—, algo que, de manera desalentadora, ofrece mucho menos incentivo para que el actual régimen considere un cambio, sin importar lo ineficaz que ha demostrado ser.

Hace más de 100 años, en 1910, Abraham Flexner presentó un informe emblemático ahora llamado Informe Flexner. Se considera la biblia que moldeó la religión de la enseñanza médica en Estados Unidos. Sus repercusiones se sienten todavía hasta hoy, y su impacto no tiene igual en la historia de la educación médica del país.

Con la idea de investigar las escuelas de medicina en Estados Unidos, Flexner visitó las 155 que en ese momento entrenaban estudiantes en el país y quedó horrorizado con algunas de las prácticas docentes que descubrió. El temario y la calidad de la educación variaban enormemente de una institución a otra, al igual que los requerimientos para ingresar. En muchas escuelas, la motivación económica parecía sobrepasar la académica.

Flexner recomendó que las escuelas de medicina de Estados Unidos estuvieran más en consonancia con sus contrapartes europeas, con un enfoque incremental en las bases científicas de la medicina, requerimientos más rigurosos para ingresar, más experiencia de primera mano, más personal involucrado en la investigación y más regulaciones estatales sobre la licencia de médico. También recomendó que 80% de las escuelas de medicina cerraran (y más de 50% sí terminó haciéndolo).

No hay duda alguna de que el Informe Flexner mejoró la educación médica dramáticamente. Sin embargo, en cierta manera, es un documento muy anticuado. Por ejemplo, recomendó que no se permitiera a médicos afroamericanos tratar pacientes caucásicos y que cerraran todas las escuelas que históricamente hubieran estado enseñando a médicos afroamericanos, a excepción de dos. Si bien su intención era buena en cuanto a la recomendación de tener un procedimiento de admisión más riguroso y un entrenamiento más orientado al paciente, el Informe Flexner fue un producto de su tiempo e impuso restricciones en la práctica que no anticipaban los avances sociales, científicos y médicos que se han dado desde 1910.

Imagina que Flexner en cambio hubiera evaluado la industria aérea en 1910 (sí, el primer vuelo comercial no fue sino hasta 1914, pero entiendes la idea) y recomendara que todas las aerolíneas futuras volaran con los biplanos más avanzados, con las mejores hélices de arranque manual. En 1910 no hubiera tenido manera de anticipar el viaje en jet y, de hecho, en sus evaluaciones de las escuelas de medicina no tuvo manera de prever la biología de los sistemas, los macrodatos, el genoma humano, el internet, la telemedicina ni la medicina de precisión.

Una confederación de médicos

Uno solo necesita comparar el progreso mercuriano del software y la tecnología con el entrenamiento médico arcaico y sin iniciativa que ahora enfrentamos para ver por qué estamos en medio de la revolución más sangrienta de la historia. Mientras seguimos entrenando a los médicos que tienen nuestras vidas en sus manos basándonos en un único documento desactualizado de 1910, el Reloj Apple va en su sexta iteración. Las escuelas de medicina son las carretas de hoy, atávicas, pero tan engranadas en nuestra sociedad que se operan sin cuestionamiento.

Flexner se enfocó en la metodología —cómo entrenar nuevos médicos—, en lugar de los resultados para los pacientes, con la idea de que un entrenamiento riguroso y uniforme condujera a los mejores resultados. Sin embargo, la metodología que llevó a tener los mejores resultados para los pacientes en 1910 está demasiado lejos de lo que se requiere hoy. ¿Cuándo será apropiado actualizar las recomendaciones de 1910? ¿Quizá hacerlo en 1920 tendría sentido? De ser así, el informe actualizado lleva un siglo de retraso. En algún punto, la falta de actualización se vuelve absurda y contraproducente para el entrenamiento médico.

Una de las preocupaciones comunes en 1910 era la charlatanería, y con las escuelas admitiendo candidatos poco calificados, sin proveer un entrenamiento riguroso, usando métodos alternativos o terapéuticos no comprobados, y pasando estudiantes simplemente para obtener ganancias, no es ninguna sorpresa que abundaran los médicos embusteros. Estos charlatanes usaban tratamientos ineficientes que no efectuaban ninguna mejora en los pacientes. El Informe Flexner redujo la cantidad de impostores en 1910, pero ¿cómo deberíamos llamarlo cuando los médicos modernos usan métodos anticuados e inefectivos y no logran provocar una mejoría en el paciente, cuando hay opciones terapéuticas efectivas disponibles? ¿Ellos también son charlatanes?

Como conté antes, cuando nuestra hija desarrolló lupus y la evaluaron dos expertos de talla internacional, ninguno de los dos tuvo idea alguna de por qué había desarrollado la enfermedad o qué terapia podían ofrecer (que no fuera "esteroides cuando empeore"), y cuando la llevamos con un médico especialista en "medicina funcional" que determinó por qué tenía lupus y pudo tratarla con éxito (lleva más de 10 años asintomática), nos preguntamos: ¿estos "expertos" eran embusteros? ¿El doctor de "medicina alternativa" es en realidad el experto? Claramente si las etiquetas se basan exclusivamente en el resultado del paciente, ambas descripciones serían de justa medida.

Más allá del lupus, hay muchas enfermedades que estudiamos en la escuela de medicina cuya causa no se conoce y tampoco un tratamiento efectivo: Alzheimer, Parkinson (para el que solo existe un tratamiento sintomático), demencia frontotemporal, enfermedad con cuerpos de Lewy, demencia vascular, esclerosis lateral amiotrófica (ELA), encefalopatía traumática crónica, parálisis supranuclear progresiva, degeneración corticobasal, degeneración macular, autismo, esquizofrenia, trastorno por déficit de atención y muchos padecimientos autoinmunes e inflamatorios, como la enfermedad de intestino inflamado, el síndrome de Sjögren y la escleroderma (esclerosis sistémica progresiva).

El estándar de cuidado médico no identifica la(s) causa(s) subyacente(s) de estas enfermedades, ni ofrece un tratamiento efectivo. En cambio, los doctores de "medicina alternativa", como la medicina funcional y la medicina integrativa, se enfocan en el análisis de la causa de raíz, y atenderla muchas veces lleva al éxito. De hecho, nuestra investigación sobre los mecanismos moleculares de la enfermedad de Alzheimer —sobre la que fuimos escépticos, enfocándonos nada más en la bioquímica mecánica subyacente— llevó directo a un enfoque terapéutico —el protocolo ReCODE— mucho más reminiscente de la "medicina alternativa" que de la medicina alópata básica. Esto es algo que el Informe Flexner no anticipó, y algo que me ha sorprendido como neurólogo con una formación clásica.

Como señaló Hegel, la tesis y la antítesis conducen a la síntesis, así que estos dos enfoques dispares de la medicina deberían fomentar el progreso, ¿cierto? Desafortunadamente, cuando la medicina básica no tiene nada eficaz que ofrecer ante una enfermedad, la respuesta al saber de un método alternativo más eficaz no ha sido actualizar esos métodos estandarizados, sino hacer todo lo contrario: usar cuanto medio y conexión se tenga para suprimirlo. Las aseguradoras no reembolsan (porque, por supuesto, no hay un incentivo para que lo hagan; si puedes evitar sumar algo a tu lista de cobertura, habrá más ganancias), a pesar de reembolsar métodos mucho más caros y menos efectivos. Los médicos de atención primaria están demasiado ocupados para aprender nuevas metodologías. Las farmacéuticas se enfocan en monoterapias redituables. Y todos sufrimos por la inercia gigantesca del sistema.

Si tú quisieras establecer un sistema que *evitara* la innovación y las terapias nuevas, ¿qué harías? Podrías enfocarte en la filantropía para drenar la economía de aquellos interesados en ver nuevas ideas, contratar consultores que compiten con los innovadores potenciales (y, por ende, que sean todo menos imparciales), aceptar el apoyo de entidades no objetivas por dinero, criticar esos métodos novedosos y apoyar los tratamientos anticuados que han fracasado en repetidas ocasiones. En otras palabras, si quisieras establecer un sistema que impidiera la innovación y los tratamientos eficaces y novedosos, difícilmente podrías hacerlo mejor que varias de las fundaciones consolidadas en la actualidad.

La excusa para todo esto es que el nuevo método "no está demostrado", pero es como decir "prefiero algo conocido que no funciona, por encima de la esperanza y al menos un poco de éxito". No es la respuesta de un ser humano compasivo. Es la respuesta del egotismo desviado y los motivos impulsados por el dinero, y está llevando a incontables casos innecesarios de morbidez y mortalidad por decenas de enfermedades crónicas complejas.

Hace años, justo después de concluir mi entrenamiento en neurología, uno de mis trabajos fue evaluar personas que buscaban un seguro para diversas condiciones neurológicas. Mandaron evaluar a un paciente porque se quejaba de una incapacidad para caminar. Al examinarlo, para mí era claro que no existía una razón neurológica por la que no pudiera caminar, y lo registré en mis notas. Unas semanas más tarde recibí una llamada de un hombre que se identificó como el trabajador social que había estado ayudando al hombre que yo había examinado. Me llamó para advertirme que al paciente le había llegado un mensaje de la aseguradora donde rechazaban su solicitud, citando mi evaluación y mi nombre. El rechazo lo hizo enojar mucho y decidió que me iba a matar, motivo por el que el trabajador social me estaba llamando, para hacerme saber que el paciente iba para allá. Por supuesto, me espanté horriblemente. Le pregunté al trabajador social "¿en qué viene?", a lo que me contestó "caminando".

Estoy bastante seguro de que la ironía de la situación se perdió en el preámbulo del posible homicidio, pero no quise centrarme en eso. Yo quería escapar del lugar donde yo pensaba que él pensaba que yo estaría. Llamé a la policía y me informaron: "No hay nada que podamos hacer solo porque alguien dice que va en camino a matarte. Pero no te preocupes, si lo logra, lo atraparemos". Genial, de lo más útil.

Por fortuna, al final el paciente pensó mejor su plan y después de sacar un poco de vapor decidió no matarme. Luego, semanas después, recibí otra llamada del trabajador social: el paciente había decidido que yo había hecho un buen trabajo con mi evaluación y era un buen médico, y quería saber si podía aceptarlo como paciente. (No, no lo estoy inventando).

Como aquel paciente demostró, la verdad puede ser una de las mercancías más peligrosas, una que en ocasiones se debe exponer con cautela. La verdad con frecuencia va en contra del consenso y, cuando es así, ¡pobre del que anteponga la verdad a la política grupal! Maimónides dijo: "La verdad no se vuelve más verdadera por el hecho de que el mundo entero la acepte, ni menos verdadera solo porque todo el mundo esté en contra". Sin embargo, claramente no se dirigía al sistema médico, ni a las farmacéuticas, ni a los conglomerados sanitarios.

La semana pasada me habló una periodista para decirme que le habían encargado escribir un artículo para una revista médica, un artículo sobre las "quejas" contra el protocolo ReCODE que mis colegas y yo habíamos desarrollado. Me llamó porque, siendo una periodista experimentada, quería escuchar ambos lados de la historia, así que quería escuchar mi versión. Si bien aprecié el detalle —otro periodista menos competente habría escrito el artículo con un solo lado de la historia, un texto por el que lo habrían reprobado en la escuela de periodismo—, me pareció extraño que la revista hubiera pedido un artículo enfocado en las quejas relacionadas con un tema de esperanza para una enfermedad de otro modo intratable. Así que, déjame ver si entendí: la revista estaba implicando que, si alguien con deterioro cognitivo va a una clínica común y le dicen que no hay esperanza, que se vaya a su casa a morir… ¿nadie se queja de eso? Por otra parte, si años de investigaciones sugieren que por primera vez sí hay una esperanza, lo cual se documenta en múltiples publicaciones, con cientos de personas ya mejorando… ¿es algo de lo que nos debemos quejar?

Tal vez una mejor forma de proceder sería empezar a hablar con algunos de los primeros sobrevivientes y preguntarles a ellos sobre estas quejas.

Lo que está sucediendo en el campo del tratamiento de Alzheimer es un microcosmos de lo que sucede en el campo entero de la medicina. Hay dos enfoques fundamentalmente distintos compitiendo, y la falta de síntesis entre ellos está dañando repetidamente a los pacientes. La revolución, por inesperada que sea, es en verdad sangrienta.

En medicina, está ensanchando la brecha entre la verdad y la aceptación en detrimento de nuestra salud. La economía, la política y la influencia promueven esta brecha, y tal abertura es exactamente lo que impulsa las revoluciones. El éxito requerirá poner en su lugar a la política para reducir este hueco de forma constante, enfocándonos en los resultados del paciente, en lugar de los informes arcaicos o las ganancias por fármacos o los precios de las acciones de las aseguradoras.

La revolución continúa, pero la gran noticia es que el triunfo final conducirá hacia cambios monumentales en el tratamiento de las enfermedades que hoy tememos: las múltiples enfermedades crónicas que nos están matando en la actualidad se volverán raras, prevenibles y manejables, desde las enfermedades neurodegenerativas y los padecimientos psiquiátricos, hasta las enfermedades inflamatorias y autoinmunes.

Este pensamiento del siglo XXI combinará la identificación de la causa de raíz para cada paciente, con análisis computarizados de genomas enteros y bioquímicas, análisis funcionales longitudinales en aplicaciones y protocolos de precisión personalizados para hacer que las enfermedades crónicas actualmente intratables se vuelvan opcionales en lugar de inevitables.

El gurú de la comunicación Marshall McLuhan dijo la famosa frase: "El medio es el mensaje", refiriéndose a la observación de que recibimos información no solo del contenido del mensaje, sino del medio en que se entrega, ya sea a través de periódicos, televisión, computadora u otra cosa. En la actual revolución médica, el medio supera la palabra impresa, supera la televisión y supera el internet. El medio es la duración de la salud, la duración del cerebro, la duración de la vida... de hecho, el medio es la vida misma.

Agradecimientos

Mi agradecimiento y admiración a las miles de personas con deterioro cognitivo que han tenido la fortaleza y la disciplina para comprometerse con un protocolo integral de medicina de precisión. Ustedes son los que están creando el camino hacia el éxito de millones más. Gracias también a sus familias, médicos y asesores de salud, porque juntos reducen la carga de la demencia para tanta gente.

Gracias a una doctora magnífica, mi esposa, Aida, siempre enfocada en mejorar la vida de los pacientes, y a nuestras amadas hijas, Tara y Tess. Un agradecimiento especial a Diana Merriam y la Fundación Evanthea por su visión, compromiso, entusiasmo continuo y guía. Agradezco a Phyllis y Jim Easton por su compromiso de hacer una diferencia para las personas con enfermedad de Alzheimer. Gracias también a Katherine Gehl, Marcy, Jessica Lewin, Wright Robinson, el doctor Patrick Soon-Shiong, Douglas Rosenberg, Beryl Buck, Dagmar y David Dolby, Stephen D. Bechtel, Jr., Lucinda Watson, Tom Marshall y la Fundación Joseph Drown, Bill Justice, Dave y Sheila Mitchell, Josh Berman, Marcus Blackmore, Hideo Yamada y Jeffrey Lipton.

Nuestra investigación sobre enfermedades neurodegenerativas y su traducción final no hubiera sido posible sin el entrenamiento que recibí de médicos y científicos destacados: los profesores Stanley Prusiner, Mark Wrighton (rector), Roger Sperry, Robert Collins, Robert Fishman, Roger Simon, Vishwanath Lingappa, William Schwartz, Kenneth McCarty, Jr., J. Richard Baringer, Neil Raskin, Robert Layzer, Seymour Benzer, Erkki Ruoslahti, Lee Hood y Mike Merzenich.

Un especial agradecimiento al director Hideyuki Tokigawa y al director de fotografía Iván Kovac, del documental *What Is Your Most Important Memory?* (¿Cuál es tu recuerdo más importante?).

Me siento agradecido además con los pioneros y expertos de medicina funcional que están revolucionando la medicina y el cuidado de la salud: los doctores Jeffrey Bland, David Perlmutter, Mark Hyman, Dean Ornish, Ritchie Shoemaker, Neil Nathan, Joseph Pizzorno, Sara Gottfried, David Jones, Patrick Hanaway, Terry Wahls, Stephen Gundry, Ari Vojdani, Prudence Hall, Tom O'Bryan, Chris Kresser, Mary Kay Ross, Edwin Amos, Ann Hathaway, Kathleen Toups, Deborah Gordon, Jeralyn Brossfield, Kristine Burke, Jill Carnahan, Susan Sklar, Mary Ackerley, Sunjya Schweig, Sharon Hausman-Cohen, Nate Bergman, Kim Clawson Rosenstein, Wes Youngberg, Craig Tanio, Dave Jenkins, Miki Okuno, Elroy Vojdani, Chris Shade, las asesoras de salud Amylee Amos, Aarti Batavia y Tess Bredesen, y los más de 1 700 médicos en 10 países y todo Estados Unidos que han participado y contribuido al curso enfocado en el protocolo descrito en este libro. Además, mi agradecimiento para Lance Kelly, Sho Okada, Bill Lipa, Scott Grant, Ryan Morishige, Ekta Agrawal, Christine Coward, Carolina Curlionis, Jane Connelly, Lucy Kim, Melissa Manning, Casey Currie, Chase Kennedy, Gahren Markarian y al equipo de Apollo Health por su extraordinaria labor en el algoritmo, la codificación y los informes del protocolo ReCODE; a Darrin Peterson y el equipo de LifeSeasons; a Taka Kondo y el equipo de Yamada Bee.

Por tres décadas de experimentos que nos llevaron a las primeras reversiones del deterioro cognitivo, agradezco a Shahrooz Rabizadeh,

Patrick Mehlen, Varghese John, Rammohan Rao, Patricia Spilman, Jesús Campagna, Rowena Abulencia, Kayvan Niazi, Litao Zhong, Alexei Kurakin, Darci Kane, Karen Poksay, Clare Peters-Libeu, Veena Theendakara, Verónica Galván, Molly Susag, Alex Matalis y a todos los demás miembros pasados y presentes del Laboratorio Bredesen, así como a mis colegas del Instituto Buck para la Investigación sobre Envejecimiento, la Universidad de California-San Francisco, el Instituto de Descubrimiento Médico Sanford Burnham Prebys y la Universidad de California-Los Ángeles.

Por su amistad y muchas conversaciones a lo largo de los años, gracias a Shahrooz Rabizadeh, Patrick Mehlen, Michael Ellerby, David Greenberg, John Reed, Guy Salvesen, Tuck Finch, Nuria Assa-Munt, Kim y Rob Rosenstein, Eric Tore y Carol Adolfson, Akane Yamaguchi, Judy y Paul Bernstein, Beverly y Roldan Boorman, Sandy y Harlan Kleiman, Philip Bredesen y Andrea Conte, Deborah Freeman, Peter Logan, Sandi y Bill Nicholson, Stephen y Mary Kay Ross, Mary McEachron y Douglas Green.

Por último, mi agradecimiento al increíble equipo con el que he trabajado en este libro: a Corey Powell, por la redacción y la edición; a los agentes literarios John Maas y Celeste Fine, de ParkFine; a la editora Caroline Sutton, la editora Megan Newman y Avery Books, de Penguin Random House.

Notas

Introducción. Perdido en la traducción

16 **múltiples grupos contradicen esta afirmación:** Tiia Ngandu *et al.*, "A 2-Year Multidomain Intervention of Diet, Exercise, Cognitive Training, and Vascular Risk Monitoring Versus Control to Prevent Cognitive Decline in atRisk Elderly People (FINGER): A Randomized Controlled Trial", *The Lancet*, vol. 385, núm. 9984, 2015, pp. 2255-2263; Richard S. Isaacson *et al.*, "The Clinical Practice of Risk Reduction for Alzheimer's Disease: A Precision Medicine Approach", *Alzheimer's & Dementia: The Journal of the Alzheimer's Association*, vol. 14, núm. 12, 2018, pp. 1663-1673.

19 **la FDA sacó una declaración enviando "señales de humo":** Berkeley Lovelace, Jr., "Biogen's Stock Jumps 42% after FDA Staff Says It Has Enough Data to Support Approving Alzheimer's Drug", *CNBC*, 4 de noviembre de 2020. Consultado en <https://www.cnbc.com/2020/ 11/04/biogens-stock-jumps-30percent-after-fda-staff-saysithas-enough-datatosupport-approving-alzheimers-drug-.html>.

22 **las que dicen "sí, siempre y cuando" y las que dicen "no, porque":** Harrison Price, *Walt's Revolution! By the Numbers*, Orlando,

Ripley Entertainment, 2004.

Capítulo 2. La historia de Deborah. La hija de mi padre

60 Cambié a una dieta de estilo Mediterráneo: considera que la dieta KetoFlex 12/3 que desarrollamos tiene ventajas por encima de la dieta MIND en tanto que introduce un estado de cetosis, crucial para obtener los mejores resultados en personas con demencia, además de eliminar los lácteos asociados con la inflamación y los granos que se pueden vincular con el intestino permeable. Por fortuna, Deborah ha estado muy bien sin adoptar todos los componentes de la dieta KetoFlex 12/3.

Capítulo 7. La historia de Julie. Buena suerte con eso

154 un artículo donde describimos a 100 pacientes que siguieron el mismo protocolo: Dale E. Bredesen *et al.*, "Reversal of Cognitive Decline: 100 Patients", *Journal of Alzheimer's Disease & Parkinsonism*, vol. 8, núm. 5, 2018, p. 450.

Capítulo 8. Preguntas y empuje: entrenamiento de resistencia

165 los resultados clínicos se publicaron: Dale E. Bredesen, "Reversal of Cognitive Decline: A Novel Therapeutic Program", *Aging*, vol. 6, núm. 9, 2014, pp. 707-717; Dale E. Bredesen, "Metabolic Profiling Distinguishes Three Subtypes of Alzheimer's Disease", *Aging*, vol. 7, núm. 8, 2015, pp. 595-600; Dale E. Bredesen *et al.*, "Reversal of Cognitive Decline in Alzheimer's Disease", *Aging*, vol. 8, núm. 6, 2016, pp. 1250-1258; Dale E. Bredesen *et al.*,

"Reversal of Cognitive Decline: 100 Patients", *Journal of Alzheimer's Disease & Parkinsonism*, vol. 8, núm. 5, 2018, p. 450.

Capítulo 9. Ideas equivocadas y malas interpretaciones: mantente firme

170 **te da una falsa sensación de seguridad:** Richard E. Kennedy *et al.*, "Association of Concomitant Use of Cholinesterase Inhibitors or Memantine with Cognitive Decline in Alzheimer Clinical Trials: A Meta-Analysis", *JAMA Network Open*, vol. 1, núm. 7, 2018, p. e184080.

171 *Herpes simplex*: Ruth F. Itzhaki, "Corroboration of A Major Role for Herpes Simplex Virus Type 1 in Alzheimer's Disease", *Frontiers in Aging Neuroscience*, vol. 10, 2018, p. 324.

171 *HHV6A*: Ben Readhead *et al.*, "Multiscale Analysis of Three Independent Alzheimer's Cohorts Reveals Disruption of Molecular, Genetic, and Clinical Networks by Human Herpesvirus", *Neuron*, vol. 99, núm. 1, 2018, pp. 64-82.

171 *Porphyromonas gingivalis*: Stephen S. Dominy *et al.*, "*Porphyromonas Gingivalis* in Alzheimer's Disease Brains: Evidence for Disease Causation and Treatment with Small-Molecule Inhibitors", *Science Advances*, vol. 5, núm. 1, 2019, p. eaau3333.

171 **una espiroqueta relacionada:** Judith Miklossy, "Alzheimer's Disease—Neuro-Spirochetosis. Analysis of the Evidence Following Koch's and Hill's Criteria", *Journal of Neuroinflammation*, vol. 8, 2011, p. 90.

171 **levaduras como la** *Candida*: Diana Pisa *et al.*, "Different Brain Regions Are Infected with Fungi in Alzheimer's Disease", *Scientific Reports*, vol. 5, 2015, p. 15015.

171 **varios mohos:** Diana Pisa *et al.*, "Polymicrobial Infections in Brain Tissue from Alzheimer's Disease Patients", *Scientific Reports*, vol. 7, núm. 1, 2017, p. 5559.

173 "La mayoría de los expertos no recomienda hacer análisis genéticos para Alzheimer de inicio tardío": Personal de la Clínica Mayo, "Alzheimer's Genes: Are You at Risk?", Clínica Mayo, 19 de abril de 2019. Consultado en <https://www.mayoclinic.org/diseases-conditions/alzheimers-disease/indepth/alzheimers-genes/art-20046552>.

173 el estudio FINGER de Finlandia: Tiia Ngandu *et al.*, "A 2-year Multidomain Intervention of Diet, Exercise, Cognitive Training, and Vascular Risk Monitoring Versus Control to Prevent Cognitive Decline in atRisk Elderly People (FINGER): A Randomized Controlled Trial", *The Lancet*, vol. 385, núm. 9984, 2015, pp. 2255-2263.

175 ejemplos bien documentados de la reversión: Dale E. Bredesen, "Reversal of Cognitive Decline: A Novel Therapeutic Program", *Aging*, vol. 6, núm. 9, 2014, pp. 707-717; Dale E. Bredesen *et al.*, "Reversal of Cognitive Decline in Alzheimer's Disease", *Aging*, vol. 8, núm. 6, 2016, pp. 1250-1258; Dale E. Bredesen *et al.*, "Reversal of Cognitive Decline: 100 Patients", *Journal of Alzheimer's Disease & Parkinsonism*, vol. 8, núm. 5, 2018, p. 450.

Capítulo 10. El ser cuantificado y revertir el deterioro cognitivo

183 las cetonas aportan una fuente de energía alternativa para la glucosa usual: Stephen C. Cunnane *et al.*, "Can Ketones Help Rescue Brain Fuel Supply in Later Life? Implications for Cognitive Health During Aging and the Treatment of Alzheimer's Disease", *Frontiers in Molecular Neuroscience*, vol. 9, núm. 53, 2016.

183 las metas de análisis se mencionan: Dale E. Bredesen, *El fin del Alzheimer. El primer programa para prevenir y revertir el deterioro cognitivo*, Nueva York, Avery, 2020.

184 **correlación directa con el encogimiento cerebral:** Nicola Andrea Marchi *et al.*, "Mean Oxygen Saturation During Sleep Is Related to Specific Brain Atrophy Pattern", *Annals of Neurology*, vol. 87, núm. 6, 2020, pp. 921-930.

184 **adición relevante al tratamiento del deterioro cognitivo:** Gordon K. Wilcock *et al.*, "Potential of Low Dose Leuco-Methylthioninium Bis (Hydromethane Sulphonate) (LMTM) Monotherapy for Treatment of Mild Alzheimer's Disease: Cohort Analysis as Modified Primary Outcome in a Phase III Clinical Trial", *Journal of Alzheimer's Disease*, vol. 61, núm. 1, 2018, pp. 435-457.

185 **las personas con enfermedad de Alzheimer son resistentes a la insulina en su cerebro:** Roger J. Mullins *et al.*, "Exosomal Biomarkers of Brain Insulin Resistance Associated with Regional Atrophy in Alzheimer's Disease", *Human Brain Mapping*, vol. 38, núm. 4, 2017, pp. 1933-1940.

187 **la cual afecta a 80 millones de estadounidenses:** Allison Nimlos, "Insulin Resistance: What You Need to Know", *Insulin Nation*, 25 de julio de 2013. Consultado en <https://insulinnation.com/treatment/medicine-drugs/know-insulin-resistance/>.

187 **una página web llamada Cronometer:** "Cronometer". Consultado el 4 de enero de 2021 en <https://cronometer.com/>.

188 **revisar tus cifras de hormonas fácilmente:** Apollo Health, "Cognoscopy", consultado el 4 de enero de 2021 en <https://www.apollohealthco.com/cognoscopy/>.

188 **una prueba en suero para este último:** Margaret N. Groves, "Exploring the Connection between BDNF and Alzheimer's Disease", *ZRT Laboratory Blog*, 20 de septiembre de 2019. Consultado en <https://www.zrtlab.com/blog/categories/bdnf>.

188 **grasas que también apoyan la cognición, llamadas plasmalógenos:** Carissa Pérez Olson, "Clinical Matters: High-Plasmalogen Diets and Alzheimer's", *Today's Geriatric Medicine*, vol. 12, núm. 5, 2019, p. 6. Consultado en <https://www.todaysgeriatricmedicine.com/archive/SO19p6.shtml>.

188 **suplementos para incrementar los niveles:** Prodome, "Welcome to Prodome", consultado el 4 de enero de 2021 en <https://prodro me.com/>.

188 **Cerebrolysin:** X. Antón Álvarez *et al.*, "Positive Effects of Cerebrolysin on Electroencephalogram Slowing, Cognition and Clinical Outcome in Patients with Post-Acute Traumatic Brain Injury: An Exploratory Study", *International Clinical Psychopharmacology*, vol. 18, núm. 5, 2003, pp. 271-278.

188 **Davunetide:** Michael Gold *et al.*, "Critical Appraisal of the Role of Davunetide in the Treatment of Progressive Supranuclear Palsy", *Neuropsychiatric Disease and Treatment*, núm. 8, 2012, pp. 85-93.

188 **timosina beta4:** Wikipedia, "Thymosin Beta4", última modificación el 1° de enero de 2021. Consultado en <https://en.wikipedia. org/wiki/Thymosin_beta4>.

191 **ha demostrado ser un péptido antimicrobiano:** Stephanie J. Soscia *et al.*, "The Alzheimer's Disease-Associated Amyloid βProtein Is an Antimicrobial Peptide", *PLOS ONE*, vol. 5, núm. 3, 2010, p. e9505.

196 **los doctores Ritchie Shoemaker:** Ritchie C. Shoemaker, *Surviving Mold: Life in the Era of Dangerous Buildings*, Nueva York, Otter Bay Books, 2010.

196 **y Neil Nathan:** Neil Nathan, *Toxic: Heal Your Body from Mold Toxicity, Lyme Disease, Multiple Chemical Sensitivities, and Chronic Environmental Illness*, Las Vegas, Victory Belt Publishing, 2018.

196 **el doctor Joseph Pizzorno escribió un manual soberbio:** Joseph Pizzorno, *The Toxin Solution: How Hidden Poisons in the Air, Water, Food, and Products We Use Are Destroying Our Health—And What We Can Do to Fix It*, Nueva York, HarperOne, 2017.

199 **las células madre pueden ayudar con la regeneración:** XinYu Liu, LinPo Yang y Lan Zhao, "Stem Cell Therapy for Alzheimer's Disease", *World Journal of Stem Cells*, vol. 12, núm. 8, 2020, pp. 787-802.

Capítulo 11. Adaptación, aplicación: ¿podrían responder otras enfermedades?

204 **una mala oxigenación debida a la apnea del sueño:** Tiarnan D. L. Keenan, Raph Goldacre y Michael J. Goldacre, "Associations between Obstructive Sleep Apnoea, Primary Open Angle Glaucoma and Age-Related Macular Degeneration: Record Linkage Study", *British Journal of Ophthalmology*, vol. 101, núm. 2, 2017, pp. 155-159.

204 **cualquier cosa que reduzca el abastecimiento necesario […] también aumenta el riesgo:** Vassilios P. Kozobolis *et al.*, "Correlation between Age-Related Macular Degeneration and Pseudoexfoliation Syndrome in the Population of Crete (Greece)", *Archives of Ophthalmology*, vol. 117, núm. 5, 1999, pp. 664-669.

207 **reduce el proceso de desintoxicación mismo:** Stephanie Seneff *et al.*, "Does Glyphosate Acting as A Glycine Analogue Contribute to ALS?", *Journal of Bioinformatics, Proteomics and Imaging Analysis*, vol. 2, núm. 2, 2016, pp. 140-160.

208 **más de 70% de los pacientes con ELA:** Hiroyuki Nodera *et al.*, "Frequent Hepatic Steatosis in Amyotrophic Lateral Sclerosis: Implication for Systemic Involvement", *Neurology and Clinical Neuroscience*, vol. 3, núm. 2, 2014, pp. 58-62.

Capítulo 12. Encías, gérmenes y acero: el dos por uno de la pandemia

212 **una pandemia dentro de una pandemia:** Jeffrey Bland, "COVID19: A Pandemic within A Pandemic", *Medium*, 26 de junio de 2020. Consultado en <https://medium.com/@jeffreyblandphd/covid19apandemic-withinapandemic-fd0f4fca373b>.

212 **Fascinantes investigaciones sobre el origen del virus del covid-19:** Jonathan Latham y Allison Wilson, "A Proposed Origin

for SARS-CoV2 and the COVID19 Pandemic", *Independent Science News*, 15 de julio de 2020. Consultado en <https://www.indepen dentsciencenews.org/commentaries/a proposed-origin-for-sars-cov 2 and-the-covid 19 pandemic/>.

213 **médicos ayurvedas ya habían descrito la demencia:** Dale E. Bredesen y Rammohan V. Rao, "Ayurvedic Profiling of Alzheimer's Disease", *Alternative Therapies in Health and Medicine*, vol. 23, núm. 3, 2017, pp. 46-50.

213 **la tercera causa de muerte en Estados Unidos:** Bryan D. James *et al.*, "Contribution of Alzheimer Disease to Mortality in the United States", *Neurology*, vol. 82, núm. 12, 2014, pp. 1045-1050.

214 **agresiones como infecciones virales o bacterianas:** Stephanie J. Soscia *et al.*, "The Alzheimer's Disease-Associated Amyloid βProtein Is an Antimicrobial Peptide", *PLOS ONE*, vol. 5, núm. 3, 2010, p. e9505.

215 **"síndrome de larga duración":** Anthony Komaroff, "The Tragedy of the Post-COVID 'Long Haulers'", *Harvard Health Blog*, 15 de octubre, 2020. Consultado en <https://www.health.harvard.edu/blog/ the-tragedyofthe-post-covid-long-haulers-2020101521173>.

215 **pacientes relativamente jóvenes que desarrollan enfermedad de Parkinson:** Patrik Brundin, Avindra Nath y J. David Beckham, "Is COVID19 A Perfect Storm for Parkinson's Disease?", *Trends in Neurosciences*, vol. 43, núm. 12, 2020, pp. 931-933.

215 **casos de Parkinson que se dio después de la epidemia viral de hace un siglo:** Leslie A. Hoffman y Joel A. Vilensky, "Encephalitis Lethargica: 100 Years after the Epidemic", *Brain*, vol. 140, núm. 8, 2017, pp. 2246-2251.

216 **el remdesivir ha demostrado tener poca eficacia:** Ralph Ellis, "Remdesivir Does Not Reduce COVID19 Mortality, Study Says", *Medscape Neurology*, 16 de octubre de 2020. Consultado en <https://www.medscape.com/viewarticle/939289?src=soc_ tw_201017_mscpedt_news_mdscp_remdesivir&faf=1>.

Capítulo 13. Aumentar la cognición "normal": sé todo lo que puedas ser

218 **20% de la población de Estados Unidos, por ejemplo, toma cinco o más:** Clínica Mayo, "Nearly 7 in 10 Americans Take Prescription Drugs, Mayo Clinic, Olmsted Medical Center Find", *Mayo Clinic News Network*, 19 de junio de 2013. <https://newsnet work.mayoclinic.org/discussion/nearly7in10americans-take-prescription-drugs-mayo-clinic-olmsted-medical-center-find/>.

221 **60 bits por segundo según una medición:** Fermín Moscoso del Prado Martín, "The Thermodynamics of Human Reaction Times", artículo entregado, Universidad Cornell, 2009. Consultado en <https://arxiv.org/abs/0908.3170>.

222 **cognoscopía:** Apollo Health, "Cognoscopy", consultado el 4 de enero de 2021 en <https://www.apollohealthco.com/cognoscopy/>.

222 **el estrés crónico […] se asocia con la atrofia cerebral:** J. Douglas Bremner, "Stress and Brain Atrophy", *CNS & Neurological Disorders—Drug Targets*, vol. 5, núm. 5, 2006, pp. 503-512.

228 **el estilo de vida KetoFlex 12/3:** Pamela Peak, "What Is the Keto-Flex 12/3 Diet?", *Peak Health,* 18 de junio de 2018. Consultado en <https://icfmed.com/whatisthe-keto-flex123diet/>.

230 **el interés en el "plasma joven":** Melissa Pandika, "Looking to Young Blood to Treat the Diseases of Aging", *ACS Central Science*, vol. 5, núm. 9, 2019, pp. 1481-1484.

230 **la eliminación de los "factores del envejecimiento" por plasmaféresis:** Melod Mehdipour *et al.*, "Rejuvenation of Three Germ Layers Tissues by Exchanging Old Blood Plasma with Saline-Albumin", *Aging*, vol. 12, núm. 10, 2020, pp. 8790-8819.

231 **evaluación de los microbiomas de órganos:** Marnie Potgieter *et al.*, "The Dormant Blood Microbiome in Chronic, Inflammatory Diseases", *FEMS Microbiology Reviews*, vol. 39, núm. 4, 2015, pp. 567-591.

232 **imagenología retinal del amiloide**: Yosef Koronyo *et al.*, "Retinal Amyloid Pathology and ProofofConcept Imaging Trial in Alzheimer's Disease", *JCI Insight*, vol. 2, núm. 16, 2017, p. e93621.

Capítulo 14. La revolución no se va a televisar (ni a reembolsar)

233 **La guerra de independencia de Estados Unidos derivó en la muerte de 37 000 personas**: Wikipedia, "List of Wars by Death Toll", última modificación el 4 de enero de 2021. Consultado en <https://en.wikipedia.org/wiki/List_of_wars_by_death_toll>.

Los primeros sobrevivientes del Alzheimer de Dale E. Bredesen
se terminó de imprimir en agosto de 2023
en los talleres de
Impresora Tauro, S.A. de C.V.
Av. Año de Juárez 343, col. Granjas San Antonio,
Ciudad de México